Infarctus du myocarde aigu

ROBERT HAÏAT

Chef du Service de Cardiologie
CH de Saint-Germain-en-Laye
Professeur associé
au Collège de Médecine
des Hôpitaux de Paris

GÉRARD LEROY

Praticien Hospitalier
du Service de Cardiologie
CH de Saint-Germain-en-Laye
Ancien Chef de Clinique-
Assistant des Hôpitaux de Paris

Infarctus du myocarde aigu

Infarctus avec sus-décalage du segment ST

Les enseignements des grands essais cliniques

2e édition

Préface du Professeur Alec VAHANIAN

Collection Médecine et Preuves

ÉDITIONS FRISON-ROCHE

Des mêmes auteurs, chez le même éditeur, dans la même collection :

- Hypertension artérielle ; 2e éd., 2003.
- Insuffisance cardiaque ; 2e éd., 2003.
- Dyslipidémies ; 2002.
- Accidents vasculaires cérébraux ; 2002.
- Angor stable et post-infarctus ; 2003.
- Syndromes coronariens aigus sans sus-décalage persistant du segment ST ; 2003.
- Phlébites, embolies pulmonaires, artériopathie des membres inférieurs ; 2003.
- Troubles du rythme (sous presse).

Des mêmes auteurs, chez le même éditeur :

- Les grands essais cliniques en thérapeutique cardiovasculaire (vol. I, II, III).
- Thérapeutique cardiovasculaire : lecture transversale des grands essais cliniques, 2e édition.

E-mail : infos@editions-frison-roche.com

ISBN 2-87671-429-9

PRÉFACE

La prise en charge de l'infarctus myocardique aigu est en perpétuel renouvellement et c'est pourquoi nous avions grand besoin d'un ouvrage tel que celui qui nous est proposé par Robert Haïat et Gérard Leroy.

Les auteurs se sont fixés un objectif très ambitieux, celui de faire le point pour nous sur les différents traitements de reperfusion pharmacologique et mécanique et sur les autres thérapeutiques de l'infarctus.

Pour chacun de ces chapitres, ils ont d'abord scrupuleusement rapporté les acquis puis évoqué les questions encore en suspens, qu'il s'agisse d'une problématique scientifique ou de l'évaluation de nos pratiques et de leur coût. Il semble après lecture de ce fascicule qu'ils aient atteint leur but en nous offrant un ouvrage très complet, didactique, et qui représentera sans doute un outil de travail très utile pour les cardiologues, les urgentistes et tous les praticiens intéressés dans le traitement de l'infarctus du myocarde aigu.

Professeur Alec VAHANIAN
Groupe hospitalier
Bichat-Claude Bernard, Paris

Table des Matières

MISES AU POINT

TABLEAUX

AVANT-PROPOS

Ce fascicule centré sur le traitement de l'infarctus du myocarde aigu réunit les vérités premières issues des résultats des Grands Essais Cliniques en Thérapeutique Cardiovasculaire, telles qu'elles découlent de leur lecture que nous avions appelée transversale, seule approche à même d'en faire véritablement la synthèse. En les triant, en les ordonnant sous la rubrique Ce qui est acquis, *en tentant de les exprimer avec le plus possible d'objectivité, de précision et de concision, nous nous sommes assignés pour tâche de les faire connaître et de les transmettre.*

Ces vérités premières constituent en effet l'axe autour duquel s'articule le traitement moderne de l'infarctus du myocarde aigu qui ne cesse d'évoluer. Ainsi, chaque année nous apporte sa moisson d'informations originales et, en ce sens, l'année 2002 et le premier trimestre 2003, terme de cette mise à jour, n'auront pas échappé à la règle.

La quête de la meilleure stratégie de reperfusion reste un thème de recherche dominant. L'étude française ***CAPTIM*** *ne démontre pas clairement la supériorité de l'angioplastie primaire avec stent sur la thrombolyse pré-hospitalière. Cependant, à l'ère des stents, des anti-GPIIb/IIIa et des nouveaux thrombolytiques, la méta-analyse de* ***Keeley*** *montre que l'angioplastie primaire améliore le pronostic par rapport à la thrombolyse IV. Si de nouvelles études, telles* ***INTRO-AMI*** *et* ***INTEGRITI*** *confirment l'intérêt d'associer un anti-GPIIb/IIIa à une demi-dose de thrombolytique pour augmenter la perméabilité coronaire, le rapport risque/bénéfice de ce protocole mérite d'être précisé. Il en va de même pour l'énoxaparine qui, associée à la thrombolyse pré-hospitalière dans l'étude* ***ASSENT-3 PLUS****, a augmenté le risque d'hémorragie intracrânienne par rapport à l'héparine non fractionnée. Pour ce qui est de l'angioplastie primaire, l'étude* ***CADILLAC*** *confirme la supériorité du stent sur la seule dilatation par ballonnet mais ne retrouve pas d'in-*

térêt à lui associer l'abciximab, lequel était débuté au moment de la procédure et non avant comme c'était le cas dans l'étude française **ADMIRAL**. *Quelle stratégie adopter dans les centres non équipés pour l'angioplastie primaire ? Si les études* ***PRAGUE-2***, ***DANAMI-2*** *et* ***AIR-PAMI*** *sont plutôt en faveur d'un transfert du patient vers un centre d'angioplastie sans thrombolyse préalable, de nombreux auteurs préconisent l'angioplastie facilitée, c'est-à-dire l'angioplastie précédée d'une demi-dose de thrombolytique et/ou d'un anti-GPIIb/IIIa administrés pendant le transport. En ce qui concerne les traitements adjuvants, les résultats de l'étude* **OPTIMAAL** *n'autorisent pas à remplacer un IEC (captopril) par un antagoniste des récepteurs de l'angiotensine II (losartan), et l'étude* **MAGIC** *a mis fin à la controverse suscitée par le magnésium.*

Toutes ces données qui viennent s'ajouter à celles déjà apportées par les essais des années précédentes seront sans nul doute complétées à leur tour, chaîne ininterrompue des progrès de la cardiologie, par celles que nous réservent les prochaines années. Et chacune de ces découvertes réduit progressivement le champ de nos incertitudes exprimées dans notre livre sous forme de Questions non résolues *et ouvre la voie à de nouvelles interrogations en un mouvement qu'on pourrait qualifier de perpétuel car il n'est pas prêt de s'interrompre.*

Une fois acquises, ces vérités premières doivent être mises en pratique et ne pas rester lettre morte. Cette étape capitale est souvent la plus difficile car le passage à l'acte dérange, il bouscule les habitudes et contraint à bien des renoncements. Et c'est là pourtant que tout praticien doit porter son effort, pour situer son action, la rendre exemplaire car le code de déontologie attend de lui qu'il prescrive à ses patients les traitements conformes aux données les plus récentes de la science. Si cet ouvrage pouvait l'y aider en éclairant notamment ses choix et ses décisions, nous nous verrions alors récompensés de nos efforts par le sentiment, peut-être immodeste, d'avoir contribué à une œuvre utile.

Robert HAÏAT
Gérard LEROY

INFARCTUS DU MYOCARDE AIGU

*La nouvelle définition de l'infarctus (*Eur. Heart J. *2000 ;* 21 *: 1502-1513) repose sur l'élévation de marqueurs biologiques de nécrose myocardique très sensibles et spécifiques, telle la troponine I ou T. Nous traiterons dans ce fascicule l'infarctus s'accompagnant d'un sus-décalage persistant du segment ST, qui correspond au classique infarctus avec onde Q (dit transmural), lequel est en règle lié à l'occlusion complète d'une artère coronaire.*

*L'infarctus du myocarde reste une affection grave. La mortalité du 1er mois varie de 30 à 50 % dans les registres communautaires (*Lancet *1999 ;* 353 *: 1547-1557) et environ la moitié des décès survient au cours des 2 premières heures. Si la mortalité très précoce n'a guère diminué au cours des 30 dernières années (BMJ 1998 ; 316 : 1065-1070), il n'en est pas de même de la mortalité hospitalière qui de 18 % dans les années 1980 (*J. Am. Coll. Cardiol. *1991 ;* 18 *: 698-706) est tombée à 8,4 % dans les registres récents (European Heart Survey ;* Eur. Heart J. *2002 ;* 15 *: 1190-1201) et à moins de 6 % dans les études randomisées, grâce aux techniques de reperfusion coronaire. Les facteurs de mauvais pronostic lors du bilan initial n'ont pas changé depuis 30 ans et sont dominés par l'âge avancé, l'hypotension artérielle, le diabète, l'insuffisance cardiaque congestive, la tachycardie, la localisation antérieure de la nécrose et l'existence d'antécédents d'infarctus (*Circulation *1995 ;* 91 *: 1659-1668).*

Une thrombose coronaire occlusive est à l'origine de l'infarctus du myocarde dans plus de 90 % des cas. Soupçonnée dès 1912 par ***Herrick*** *(*JAMA *1912 ;* 59 *: 2015-2019), sa présence n'a été réellement confirmée que par les travaux de* ***Falk*** *(*Br. Heart J. *1983 ;* 50 *: 127-132),* ***Davies*** (Br. Heart J. *1985 ;* 53 *: 363-369) et* ***Dewood*** (N. Engl. J. Med. *1986 ;* 315 *: 417-421) qui ont montré que cette thrombose était secondaire à la rupture d'une plaque athéroscléreuse en règle peu saillante dans la lumière coronaire mais devenue brutalement instable ; la fissuration de plaque est à l'origine d'une réponse thrombogène à partir de la matrice sous-endothéliale exposée aux éléments sanguins.*

On sait, depuis les travaux de **Ojio** (Circulation *2000 ;* 102 *: 2063-2069) que la rupture de plaque peut précéder de plusieurs jours la constitution de l'infarctus.*

La restauration précoce du flux coronaire limite l'étendue de la nécrose, préserve la fonction ventriculaire gauche et améliore le pronostic.

Le traitement des 12 premières heures doit donc être centré sur la réouverture de l'artère responsable, en ayant recours soit à la thrombolyse IV, soit à l'angioplastie. La précocité de la mise en œuvre du traitement est le meilleur garant de l'amélioration du pronostic. Les efforts thérapeutiques actuels cherchent à obtenir une reperfusion optimale, non seulement au niveau de l'artère épicardique (voir p. 88) mais aussi au niveau de la microcirculation coronaire (J. Am. Coll. Cardiol. *2001 ;* 37 *: 9-18).*

*Plusieurs sociétés savantes ont établi des recommandations pour le traitement de l'infarctus du myocarde aigu, les plus récentes datant de 2003 pour la Société Européenne de Cardiologie (*Eur. Heart J. *2003 ;* 24 *: 28-66) et de 1999 pour les Sociétés Américaines ACC/AHA* (J. Am. Coll. Cardiol. *1999 ;* 34 *: 890-911 et* Circulation *1999 ;* 100 *: 1016-1030).*

Thrombolyse intraveineuse

La thrombolyse améliore le pronostic, par rapport au placebo ou au traitement conventionnel.

Ceci a été largement démontré avec les différents agents fibrinolytiques dans plusieurs grands essais cliniques (voir p. 73) : études **GISSI 1** (*Lancet* 1986 ; *1* : 397-402) et **ISIS 2** (*Lancet* 1988 ; *2* : 349-360) pour la streptokinase, étude **ASSET** (*Lancet* 1988 ; *2* : 525-530) pour le tPA (activateur tissulaire du plasminogène), étude **AIMS** (*Lancet* 1990 ; *335* : 427-431) pour l'APSAC (activateur plasminogène streptokinase acylée). Leur efficacité respective sur la perméabilité coronaire et sur l'amélioration du pronostic a fait l'objet de très nombreux essais comparatifs (voir p. 78).

Ce qui est acquis

Le degré d'efficacité de la thrombolyse, qui varie selon les groupes de patients considérés, a été évalué dans la méta-analyse du **FTT collaborative group** (*Lancet* 1994 ; *343* : 311-322) qui a porté sur 9 études regroupant au total 58 600 patients.

1 La thrombolyse IV diminue la mortalité des patients traités pendant les 12 premières heures de l'infarctus lorsque la douleur persiste et que l'ECG initial montre un sus-décalage persistant du segment ST ou un bloc de branche gauche supposé récent.

- Le bénéfice absolu à la 5e semaine est de 30 vies sauvées pour 1 000 patients traités avant la 6e heure et de 20 vies sauvées pour 1 000 patients traités entre la 6e heure et la 12e heure (voir p. 87). Plusieurs études (**GISSI 1**, **ISIS 2**, **AIMS**) ont montré la persistance de l'effet bénéfique à 5 ans et même à 10 ans (*Circulation* 1998 ; *98* : 2659-2665).

2 L'effet bénéfique est d'autant plus important que la thrombolyse a débuté précocement après l'apparition des symptômes.

- Le gain absolu est de 35 vies sauvées pour 1 000 patients traités dans la 1re heure, 30 ‰ entre la 2e et 3e heure, 27 ‰ entre la 4e et 6e heure, 21 ‰ entre la 7e et 12e heure. Dans la méta-analyse de **Boersma** (*Lancet* 1996 ; *348* : 771-775), la relation décroissante qui existe entre bénéfice et délai de réalisation de la thrombolyse ne serait pas linéaire mais exponentielle avec 65, 37 et 26 vies sauvées pour 1 000 patients traités respectivement à la 1re, 2e et 3e heure de la nécrose. Ainsi, la réduction maximale de la mortalité a-t-elle atteint 50 % dans l'étude **GISSI 1** chez les patients traités dans la 1re heure de l'infarctus. Ces chiffres plaident en faveur du développement de la thrombolyse pré-hospitalière (voir p. 85).

- À partir des données des études **TIMI 14** et **InTIME II**, **Antman** (*Eur. Heart J.* 2002 ; *23* : 928-933) montre que la probabilité d'obtenir une perméabilité coronaire complète (flux TIMI 3) 90 minutes après le début de la thrombolyse ou la disparition du sus-décalage du segment ST à 60-90 minutes, décroît de façon significative pour chaque heure écoulée depuis le début des symptômes.

❸ Le bénéfice de la thrombolyse est significatif quels que soient l'âge (tout au moins avant 75 ans ; voir p. 83), le sexe, la pression artérielle, la fréquence cardiaque, l'existence ou non d'un antécédent d'infarctus ou d'un diabète.

❹ Cependant, la thrombolyse est d'autant plus bénéfique qu'elle s'adresse à des patients à haut risque.

- Si la baisse relative de la mortalité, voisine de 20 %, est peu différente dans les différents sous-groupes analysés, il n'en est pas de même du bénéfice absolu, exprimé en nombre de vies épargnées, qui s'avère d'autant plus important que les patients ont un risque spontané élevé. Le nombre de vies sauvées pour 1 000 patients traités est de 49 lorsqu'existe un bloc de branche, 37 en cas d'infarctus de localisation antérieure (*vs* 8 en cas d'infarctus inférieur), 27 chez les patients âgés de 65 à 74 ans (*vs* 11 chez les moins de 55 ans), 62 lorsque la PAS est < 100 mmHg, 33 lorsque la fréquence cardiaque est ≥ 100 battements/minute (*vs* 13 si elle est < 80 battements/minute), 37 en présence d'un diabète (*vs* 15 en son absence).

❺ La thrombolyse est à l'origine d'un risque accru, bien que modeste, d'hémorragies graves et ses contre-indications doivent être respectées (voir p. 90 et 91).

- L'incidence de ces hémorragies supplémentaires est de 7 ‰ pour les hémorragies non cérébrales et de 4 ‰ pour les accidents vasculaires cérébraux hémorragiques. L'excès de 4 hémorragies cérébrales est noté le jour de la thrombolyse ou le jour suivant. Il est responsable de : 2 décès, un accident vasculaire cérébral avec séquelles modérées ou sévères et un accident vasculaire cérébral sans séquelle. Ces hémorragies précoces expliquent en partie la surmortalité constatée le 1er jour de la thrombolyse mais celle-ci est largement contre-balancée par le bénéfice très net qui se dégage du traitement entre le 2e et le 35e jour.

- **Simoons** (*Lancet* 1993 ; *342* : 1523-1528) a identifié 4 facteurs indépendants prédictifs d'hémorragie intracrânienne : un âge > 65 ans, un poids < 70 kg, la présence d'une hypertension artérielle à l'admission et l'utilisation du tPA. La coexistence de ces 4 facteurs fait passer le risque de 0,75 % à 3,5 %. L'analyse tirée de l'étude **GUSTO I** (*Circulation* 1995 ; *92* : 2811-2818) montre qu'il faut rajouter à cette liste un antécédent d'accident vasculaire cérébral mais aussi d'accident ischémique transitoire.

⑥ Le tPA (altéplase) est supérieur à la streptokinase car il restaure la perméabilité coronaire de façon plus précoce et plus complète (voir p. 71 et 78).

Questions non résolues

● Quels patients pourraient bénéficier d'une thrombolyse au-delà de la 12e heure ?

● Une thrombolyse très tardive, réalisée entre la 12e et la 18e heure de l'infarctus, s'accompagne d'un bénéfice absolu d'environ 10 vies sauvées pour 1 000 patients traités. Ce résultat n'est cependant pas significatif chez les 9 000 patients recensés dans la méta-analyse du **FTT collaborative group**. On ne peut donc pas recommander la thrombolyse systématique au-delà de la 12e heure, ce d'autant que l'excès de mortalité précoce lié au traitement apparaît majoré chez les patients traités tardivement.

● La thrombolyse est-elle inefficace dans les chocs cardiogéniques ?

● L'étude **SHOCK** (*N. Engl. J. Med.* 1999 ; *344* : 625-634) a montré que le choc cardiogénique relevait de la revascularisation myocardique en urgence par angioplastie ou pontage (voir p. 32), tout au moins chez les patients âgés de moins de 75 ans. Dans la méta-analyse du **FTT collaborative group**, la mortalité spontanée lorsque coexistent une PAS < 100 mmHg et une fréquence cardiaque > 100 battements/minute, était supérieure à 60 % et par conséquent assez voisine de celle du choc cardiogénique. Dans ce groupe à très haut risque, la thrombolyse a permis d'éviter 73 décès pour 1 000 patients traités mais le bénéfice n'était pas significatif en raison du faible nombre de patients concernés. Deux registres, **NRMI 2** (*Am. Heart J.* 2001 ; *141* : 933-939) et celui de l'étude **SHOCK** (*J. Am. Coll. Cardiol.* 2000 ; *36* : 1123-1129) suggèrent que la thrombolyse IV associée à la contrepulsion intra-aortique pourraient améliorer le pronostic du choc cardiogénique (réduction de la mortalité de 18 % dans le registre **NRMI 2**).

Quel est le mécanisme de la surmortalité précoce liée à la thrombolyse ?

- L'excès de mortalité (environ 5 décès supplémentaires pour 1 000 patients traités) constaté les 2 premiers jours de la thrombolyse, ne peut être expliqué par les seules hémorragies cérébrales. Les études **GISSI 1** et **ISIS 2** suggèrent un surcroît de ruptures cardiaques, d'autant plus important que le traitement est débuté tardivement (**Honan**, *J. Am. Coll. Cardiol.* 1990 ; *16* : 359-367). Son mécanisme, qui fait intervenir des lésions de reperfusion, est probablement multifactoriel : arythmie, sidération, lésions microvasculaires, hémorragies intramyocardiques.

Quel est le bénéfice de la thrombolyse sur le long terme ?

- Dans plusieurs études (**AIMS**, **GUSTO I**, **ISIS 2**, **GISSI 1**), le bénéfice de la thrombolyse noté au 30e jour se maintient sur le long terme (jusqu'à 10 ans dans l'étude **GISSI I**), mais ne s'amplifie pas, les courbes de survie restant parallèles. Cependant, l'étude angiographique **GUSTO I** (*Circulation* 1998 ; *97* : 1549-1556) montre qu'une thrombolyse réussie (obtention d'un flux TIMI 3) entraîne une réduction de la mortalité à 1 mois d'environ 30 vies sauvées pour 1 000 patients traités et que le gain absolu s'amplifie dans les 2 années suivantes avec 50 vies sauvées supplémentaires pour 1 000 patients traités.

Comment traiter une récidive d'infarctus précoce après thrombolyse ?

- Une récidive d'infarctus est survenue chez 4,3 % des patients inclus dans les études **GUSTO I** et **GUSTO III** (*Circulation* 2001 ; *104* : 1229-1235), 3,8 jours (valeur médiane) après la thrombolyse. La fréquence de ces récidives a été la même pour les différents thrombolytiques évalués (streptokinase, altéplase, rétéplase, association streptokinase-altéplase). Cette complication a aggravé la mortalité à 30 jours (11,3 % *vs* 3,5 % en son absence ; Odds Ratio 3,5 ; $p < 0,001$) et entre le 30e jour et la fin de la 1re année (4,7 % *vs* 3,2 % ; OR 1,5 ; $p < 0,001$).

- À partir des données des études **GUSTO I** et **ASSENT 2**, **Barbash** (*Circulation* 2001 ; *103* : 954-960) a isolé 2 301 patients ayant présenté une récidive d'infarctus dans les suites d'un traitement thrombolytique. La mortalité à 30 jours a été identique chez les patients ayant subi une 2e thrombolyse et chez ceux traités par angioplastie ou pontage (11 % *vs* 11 %), alors que la mortalité était très supérieure (28 % ; p < 0,001) en cas de traitement conservateur. De même, l'incidence des accidents vasculaires cérébraux n'était pas statistiquement différente entre les 2 stratégies de reperfusion. Bien que l'on constate actuellement une préférence pour l'angioplastie au détriment d'une 2e thrombolyse, seul un essai randomisé permettrait de répondre à cette question.

Peut-on améliorer les résultats de la thrombolyse ?

Par le développement de la thrombolyse pré-hospitalière (voir p. 85).

- L'atout majeur de la thrombolyse réside dans la simplicité de son administration qui lui permet d'être débutée au domicile du patient. Les études de thrombolyse pré-hospitalière ont montré que celle-ci améliorait le pronostic en raccourcissant d'environ une heure le délai de mise en route du traitement. Il faut noter que la thrombolyse pré-hospitalière était absente des essais comparatifs ayant conclu à la supériorité de l'angioplastie primaire.

- Dans l'étude française **CAPTIM** (*Lancet* 2002 ; *360* : 825-829), qui a inclus 840 patients pris en charge par les équipes du SAMU dans les 6 premières heures d'un infarctus aigu, et tous conduits vers un centre interventionnel, l'angioplastie primaire à l'ère des stents a diminué de façon non significative le taux combiné de décès, réinfarctus ou accident vasculaire cérébral avec séquelle à 30 jours, par rapport à la thrombolyse pré-hospitalière par altéplase en accéléré (6,2 % *vs* 8,2 % ; p = 0,29). Le délai médian entre le début des symptômes et le traitement a été de 130 minutes dans le groupe angioplastie (délai jusqu'au gonflement du ballon). Si l'angioplastie avait tendance à diminuer l'incidence des récidives d'infarctus non mortels (1,7 % *vs* 3,7 % ; p = 0,13) et celle des AVC (0 % *vs* 1,0 % ; p = 0,12), elle a aggravé la mortalité de façon presque significative (4,8 % *vs* 3,8 % ; p = 0,06). Si les auteurs concluent à l'absence de supériorité de l'angioplastie primaire sur la thrombolyse pré-hospitalière, il faut noter cependant que 26 % des patients thrombolysés ont bénéficié d'une angioplastie de sauvetage immédiatement après la thrombolyse. La réticence des investigateurs est à l'origine d'un recrutement inférieur à ce qui était prévu par le protocole (840 patients au lieu de 1 200), ce qui a affaibli la puissance statistique de cette étude.

● La thrombolyse pré-hospitalière devrait être facilitée par les nouveaux thrombolytiques (rétéplase, ténectéplase) dont la demi-vie plus longue autorise l'administration en bolus IV sans perfusion continue. Si l'analyse de **Llevadot** (*JAMA* 2001 ; *286* : 442-449) conclut que le ténectéplase et la rétéplase sont équivalents à l'altéplase en perfusion accélérée, en termes d'efficacité et de sécurité d'emploi, la méta-analyse de **Mehta** (*Lancet* 2000 ; *356* : 449-454) suggère que le mode d'administration en bolus augmente légèrement le risque d'hémorragie intracrânienne. Dans l'étude non randomisée **ER-TIMI 19** (*J. Am. Coll. Cardiol.* 2002 ; *40* : 71-77), la thrombolyse pré-hospitalière utilisant la rétéplase chez 315 patients a assuré un gain de temps appréciable et s'est accompagnée d'une mortalité hospitalière de 4,7 % et d'un taux d'hémorragie intracrânienne de 1,0 %.

Par un traitement pharmacologique plus efficace pour restaurer et maintenir la perméabilité coronaire.

● Le régime thrombolytique de référence (tPA accéléré) n'assure une reperfusion précoce optimale que chez la moitié des patients. De nouveaux thrombolytiques et des associations de thrombolytique, anti-thrombinique et anti-plaquettaire sont actuellement évalués dans de très nombreux essais cliniques. S'il semble relativement aisé d'augmenter le taux de reperfusion coronaire, la limite des associations réside dans un risque accru d'accidents hémorragiques. Nous envisagerons successivement les nouveaux thrombolytiques, les inhibiteurs directs de la thrombine et les antagonistes des récepteurs GP IIb/IIIa.

Les nouveaux thrombolytiques ont un mode d'administration simplifié mais aucun n'a prouvé sa supériorité, en terme de pronostic, par rapport au tPA (voir p. 78).

● La pro-urokinase (saruplase) a fait jeu égal avec la streptokinase en termes de mortalité dans l'étude **COMPASS** (*J. Am. Coll. Cardiol.* 1998 ; *31* : 487-493), qui a inclus 3 089 patients dans un essai d'équivalence. Dans l'étude **BIRD** (*Société Européenne de Cardiologie*, Vienne, 1998), qui a randomisé 2 400 patients, un seul bolus de saruplase s'est montré aussi efficace et sûr que le protocole d'administration habituel en bolus suivi d'une perfusion IV. Ce thrombolytique ne sera pas commercialisé car les hémorragies intracrâniennes ont été 3 fois plus fréquentes sous saruplase *vs* streptokinase dans l'étude **COMPASS** (0,9 % *vs* 0,3 % ; p = 0,038).

● Le TNK-tPA (ténectéplase) s'est montré très proche du tPA accéléré, en termes de perméabilité coronaire et de sécurité d'emploi, dans les études **TIMI 10A** (*Circulation* 1997 ; *95* : 351-356), **TIMI 10B** (*Circulation* 1998 ; *98* : 2805-2814) et **ASSENT 1** (*Am. Heart J.* 1999 ; *137* : 786-791). L'étude de mortalité **ASSENT 2** (*Lancet* 1999 ; *354* : 716-722), qui a inclus 16 949 patients, a confirmé l'équivalence entre la perfusion accélérée d'altéplase et un bolus unique de ténectéplase adapté au poids (mortalité à 30 jours : 6,15 % *vs* 6,18 %). De par la simplicité de son mode d'administration, ce nouveau thrombolytique est amené à remplacer l'altéplase (voir p. 73).

● Le n-PA (lanotéplase), par rapport au tPA, a accru le taux de reperfusion coronaire dans l'essai **In-TIME I** (*Circulation* 1998 ; *98* : 2117-2125). Cependant, l'étude de mortalité **In-TIME II** (*Eur. Heart J.* 2000 ; *21* : 2005-2013) n'a pas confirmé la supériorité de ce thrombolytique administré en bolus unique et comparé à la perfusion accélérée d'altéplase chez 15 078 patients. L'excès d'hémorragies cérébrales constaté avec le lanotéplase (1,13 % *vs* 0,62 % ; p = 0,003) a été attribué à une héparinisation trop forte.

● Enfin, la staphylokinase, agent fibrinospécifique évalué dans les études **STAR** (*Circulation* 1995 ; *92* : 2044-2049) et **CAPTORS** (*Am. Heart J.* 2000 ; *139* : 820-823), pourrait être supérieure au tPA en termes de perméabilité coronaire. Cependant, elle n'a pas fait à ce jour l'objet d'une grande étude de mortalité.

Les inhibiteurs directs de la thrombine associés à la thrombolyse se sont révélés globalement décevants, mis à part la bivalirudine associée à la streptokinase.

● L'hirudine a été comparée à l'héparine non fractionnée (HNF) dans 3 premiers essais, **TIMI 9A** (*Circulation* 1994 ; *90* : 1624-1630), **GUSTO IIa** (*Circulation* 1994 ; *90* : 1631-1637) et **HIT III** (*Circulation* 1994 ; *90* : 1638-1642) qui ont dû être interrompus en raison d'un excès d'hémorragies, notamment cérébrales, attribuées à une posologie trop forte des produits testés.

- Des posologies plus faibles ont été utilisées chez 3 002 patients dans l'étude **TIMI 9B** (*Circulation* 1996 ; *94* : 911-921), chez 12 142 patients dans l'étude **GUSTO IIb** (*N. Engl. J. Med.* 1996 ; *335* : 775-782) et chez 1 208 dans l'étude **HIT IV** (*J. Am. Coll. Cardiol.* 1999 ; *34* : 966-973). Aucun de ces essais n'a mis en évidence, à la fin du 1er mois, un bénéfice clinique de l'hirudine par rapport à l'héparine et les complications hémorragiques ont été comparables.

- De même, l'argatroban évalué dans des essais de phase II (études **AMI** et **ARGAMI**), n'a pas modifié l'incidence des événements cliniques, bien qu'il augmente la perméabilité coronaire du tPA dans l'étude **MINT** (*J. Am. Coll. Cardiol.* 1999 : *33* : 1879-1885).

- La bivalirudine (Hirulog), peptide de synthèse, a donné des résultats plus intéressants dans l'étude **HERO 1** (*Circulation* 1997 ; *96* : 2155-2161) qui a inclus 412 patients thrombolysés par streptokinase. La bivalirudine, par rapport à l'HNF, a amélioré la perméabilité coronaire précoce et avait tendance à réduire le taux combiné de décès, choc cardiogénique ou récidive d'infarctus à un mois. Dans l'étude de mortalité **HERO 2** (*Lancet* 2001 ; *358* : 1855-1863), qui a inclus 17 073 patients thrombolysés par streptokinase, la bivalirudine comparée à l'HNF, ne modifie pas la mortalité à 30 jours (10,8 % *vs* 10,9 %) mais diminue significativement les récidives d'infarctus (3,5 % *vs* 4,5 % ; p = 0,001) au prix d'un léger excès des hémorragies intracrâniennes (0,55 % *vs* 0,37 % ; p = 0,09) qui deviennent 2 fois plus fréquentes chez les patients de plus de 75 ans (1 % *vs* 0,5 %).

- Dans la méta-analyse du **Direct Thrombin Inhibitor Trialists Group** (*Lancet* 2002 ; *359* : 294-302), qui a inclus 5 études et 9 947 patients, les inhibiteurs directs de la thrombine (hirudine dans 3 essais, bivalirudine dans 1 essai et argatroban dans 1 essai) associés à la thrombolyse, n'ont pas modifié la mortalité à la fin du traitement (4,1 % *vs* 3,9 % dans le groupe contrôle) mais ont diminué significativement les récidives d'infarctus (2,5 % *vs* 3,4 % ; Odds Ratio 0,75) sans augmenter les hémorragies majeures (2,9 % *vs* 3,3 % ; OR 0,89).

Les antagonistes des récepteurs GP IIb/IIIa associés à la thrombolyse sont plus prometteurs.

● Si leur efficacité a été démontrée dans les syndromes coronaires aigus sans sus-décalage du segment ST et plus encore lors des angioplasties à risque, ces anti-plaquettaires puissants sont encore à l'étude dans l'infarctus aigu. Leur intérêt réside dans l'amélioration du flux coronaire épicardique mais aussi de la reperfusion myocardique (*Circulation* 2000 ; *101* : 239-243), en prévenant principalement les embolies dans la microcirculation.

● De petits essais, tels **TAMI 8** avec l'abciximab (*J. Am. Coll. Cardiol.* 1993 ; *22* : 381-389), **PARADIGM** avec le lamifiban (*J. Am. Coll. Cardiol.* 1998 ; *32* : 2003-2010), **IMPACT-AMI** avec l'eptifibatide (*Circulation* 1997 ; *95* : 846-854) et **TIMI 14** (*Circulation* 1999 ; *99* : 2720-2732) avec l'abciximab, ont montré que les anti-GP IIb/IIIa optimisaient la perméabilité coronaire précoce obtenue avec le tPA, y compris lorsque ce thrombolytique était utilisé à la moitié de la dose habituelle, sans majorer le risque hémorragique. Dans l'étude **SPEED** (*Circulation* 2000 ; *101* : 2788-2794), réalisée chez 304 patients, une dose réduite de rétéplase (2 x 5 MU) associée à l'abciximab assure un taux de perméabilité satisfaisant (62 % de flux TIMI 3 à 60-90 minutes) avec une bonne sécurité d'emploi. Dans l'étude **INTRO-AMI** (*J. Am. Coll. Cardiol.* 2002 ; *39* : 377-386), qui a inclus 649 patients, l'eptifibatide (double bolus IV à 10 minutes d'intervalle suivi d'une perfusion de 48 heures) associé à une demi-dose d'altéplase, a assuré une reperfusion coronaire plus complète et plus précoce que la dose pleine d'altéplase, sans majorer le risque hémorragique ni l'incidence des décès, réinfarctus ou revascularisations à 30 jours. Dans l'étude **INTEGRITI** (*J. Am. Coll. Cardiol.* 2003 ; *41* : 1251-1260) qui a porté sur 438 patients, l'eptifibatide en double bolus associé au ténectéplase demi-dose et comparé au ténectéplase à pleine dose, avait tendance à augmenter le taux de flux TIMI 3 (59 % *vs* 49 %) au prix d'un risque hémorragique accru.

● Le protocole associant demi-dose de rétéplase et pleine dose d'abciximab a été comparé à la rétéplase utilisée seule à la posologie habituelle (2 x 10 MU) dans l'étude de mortalité **GUSTO V** (*Lancet* 2001 ; *357* : 1905-1914) qui a inclus 16 588 patients. De façon décevante, l'association n'a pas réduit la mortalité à 30 jours (5,6 % *vs* 5,9 % ; p = 0,43) ni l'incidence des hémorragies intracrâniennes (0,6 % *vs* 0,6 %) dans une population qui était majoritairement à faible risque. Cependant, elle a diminué de façon significative les récidives d'infarctus au 7^{e}

jour (2,3 % *vs* 3,5 % ; p < 0,0001) et d'autres complications tels les troubles du rythmes ventriculaires et les ruptures cardiaques, au prix d'un doublement des hémorragies sévères extracérébrales (1,1 % *vs* 0,5 % ; p < 0,0001). La mortalité à 1 an (JAMA 2002 ; 288 : 2130-2135) a été identique dans les 2 groupes de patients (8,38 %).

- Dans l'étude **ASSENT 3** (*Lancet* 2001 ; *358* : 605-613) qui a inclus 6 095 patients, l'abciximab en perfusion de 12 heures associé à une demi-dose de ténectéplase a diminué significativement les complications ischémiques précoces (taux combiné de décès à 30 jours, récidive d'infarctus ou ischémie réfractaire pendant l'hospitalisation) par rapport au ténectéplase injecté à la dose habituelle (11,1 % *vs* 15,4 % ; p < 0,0001), tous ces patients recevant par ailleurs de l'héparine non fractionnée adaptée au poids. Le bénéfice de l'abciximab persistait lorsque le critère de jugement prenait en compte les hémorragies intracrâniennes et majeures, en sus des complications ischémiques (14,2 % *vs* 17,0 % ; p = 0,014). Cependant, dans cette étude, l'association ténectéplase à dose habituelle et énoxaparine a fait au moins aussi bien que l'association ténectéplase demi-dose, abciximab et héparine non fractionnée (voir p. 50).

- Les résultats de **GUSTO V** et **ASSENT 3** sont similaires. Ils confirment, sur le plan clinique, que l'abciximab associé à une dose réduite de thrombolytique améliore la perméabilité coronaire, mais au prix d'une majoration des thrombocytopénies et des hémorragies majeures. L'absence de bénéfice observé chez les sujets âgés de plus de 75 ans devrait faire réserver ce protocole aux patients plus jeunes susceptibles de bénéficier rapidement d'une angioplastie.

- Pour le moment, la Société Européenne de Cardiologie ne recommande pas l'utilisation en routine d'une dose réduite de thrombolytique associée à un anti-GP IIb/IIIa (*Eur. Heart J.* 2003 ; *24* : 28-66).

Angioplastie primaire *vs* thrombolyse

L'angioplastie primaire est réalisée en première intention et remplace la thrombolyse pour restaurer de façon précoce la perméabilité coronaire.

Les avantages théoriques de l'angioplastie primaire par rapport à la thrombolyse ne sont pas contestés et devraient permettre d'améliorer le pronostic de l'infarctus aigu. En assurant un taux de perméabilité coronaire plus élevé, l'angioplastie réduit d'autant l'étendue de la nécrose et la dysfonction ventriculaire gauche. En traitant dans le même temps l'occlusion thrombotique et la sténose athéromateuse sous-jacente, elle permet d'éviter les récidives ischémiques. En outre, l'angioplastie s'accompagne d'un risque hémorragique moindre.

Ce qui est acquis

1 L'angioplastie conventionnelle (par ballonnet sans stent) a eu du mal à s'imposer.

Dans un premier temps, la supériorité de l'angioplastie a été confirmée par la méta-analyse de 7 études.

● Dans l'analyse de **Michels** (*Circulation* 1995 ; *91* : 4676-4685) qui a porté sur 7 essais regroupant 1 145 patients, l'angioplastie primaire, par rapport à la thrombolyse IV, a réduit significativement de 54 % la mortalité (soit environ 40 vies sauvées pour 1 000 patients traités) et de 57 % le taux combiné de décès ou récidives d'infarctus à la 6e semaine. Cependant, ces résultats ont soulevé de nombreuses critiques :

• les effectifs réduits de chaque étude (par rapport à ceux des études de thrombolyse) soulignaient la difficulté d'étendre cette stratégie à une population élargie ;

• ces études étaient réalisées par des équipes sélectionnées sur leurs performances en matière d'angioplastie comme en témoignent un taux de succès primaire supérieur à 90 % et l'absence de retard dans la réalisation de la procédure, ce qui ne reflétait pas la réalité quotidienne ;

• aucune de ces études n'a pu montrer une amélioration significative du pronostic, mise à part l'étude **PAMI I** (*N. Engl. J. Med.* 1993 ; *328* : 673-679), et ce uniquement dans un groupe de patients à risque, défini par la localisation antérieure de l'infarctus, un âge > 70 ans ou une tachycardie > 100 battements/minute à l'admission ;

• l'angioplastie n'était pas comparée au régime thrombolytique optimal, à savoir le tPA en perfusion accélérée tel qu'il a été utilisé dans l'étude **GUSTO I**.

La supériorité de l'angioplastie conventionnelle est apparue moins évidente lorsqu'elle était réalisée en dehors de centres très expérimentés.

● C'est ce qu'a montré la publication de deux grands registres américains, le registre **MITI** (*N. Engl. J. Med.* 1996 ; *335* : 1253-1260) et le registre **NRMI-2** (*J. Am. Coll. Cardiol.* 1998 ; *31* : 1240-1245), dans lesquels les résultats plutôt décevants de l'angioplastie primaire ont été attribués au retard de la mise en route du traitement et aux nombreux échecs de la tentative de désobstruction coronaire. De même, le registre français **USIC** (*J. Am. Coll. Cardiol.* 1997 ; *30* : 1598-1605 et *Circulation* 1999 ; *99* : 2639-2644) n'a pas retrouvé de différence dans la mortalité au 5e jour et à un an après angioplastie ou thrombolyse.

● L'étude **GUSTO IIb** (*N. Engl. J. Med.* 1997 ; *336* : 1621-1628) a permis de mieux définir les limites de l'angioplastie primaire dans le cadre d'une stratégie élargie. Dans cet essai, 57 hôpitaux répartis dans 9 pays ont recruté 1 138 patients randomisés entre angioplastie primaire et thrombolyse IV par tPA accéléré. Le degré d'expérience des centres impliqués était satisfaisant (plus de 400 angioplasties par an pour 85 % des équipes et plus de 75 angioplasties par an pour 85 % des praticiens). Cette étude a montré un bénéfice modeste de l'angioplastie primaire sur la thrombolyse puisque la seule réduction significative à 30 jours a porté sur un critère composite regroupant décès, récidive d'infarctus et accident vasculaire cérébral invalidant (9,6 % *vs* 13,7 % ; p = 0,033). La mortalité (5,7 % *vs* 7,0 %), les récidives d'infarctus (4,5 % *vs* 6,5 %) et les accidents vasculaires cérébraux avec séquelles (0,2 % *vs* 0,9 %) n'étaient pas significativement différents dans les 2 stratégies thérapeutiques. Il en était de même du critère composite lorsqu'il était évalué à 6 mois (14,1 % *vs* 16,1 % ; NS). En outre, le bénéfice plus grand de l'angioplastie chez les patients à risque (tels qu'ils ont été définis dans l'étude **PAMI**) n'a pas été confirmé. La discordance entre les résultats de l'étude **GUSTO IIb** et ceux, plus favorables, des premières études, peut s'expliquer par un délai d'intervention plus long (1,9 heure *vs* 1 heure dans l'étude **PAMI**) et un taux de reperfusion plus faible (flux de grade TIMI 3 : 73 % *vs* 95 % dans l'étude **PAMI**).

● Cependant, la méta-analyse de **Weaver** (*JAMA* 1997 ; *278* : 2093-2098), qui a porté sur 10 essais randomisés, dont l'étude **GUSTO IIb** et sur un total de 2 606 patients, concluait toujours à la supériorité de l'angioplastie primaire qui réduit de 33 % la mortalité (réduction absolue de 2,1 %) et de 47 % le risque de récidive d'infarctus non mortel (réduction absolue de 2,4 %).

❷ À l'ère des stents, des anti-GP IIb/IIIa et des thrombolytiques fibrinospécifiques, l'angioplastie primaire améliore le pronostic de l'infarctus du myocarde aigu par rapport à la thrombolyse.

● La méta-analyse de **Keeley** (*Lancet* 2003 ; *361* : 13-20) a porté sur 23 études randomisées ayant inclus 7 739 patients éligibles pour une thrombolyse. La streptokinase a été utilisée dans 8 essais, un agent fibrinospécifique dans 15, les stents dans 12 et les anti-GP IIb/IIIa dans 8.

• À court terme (4 à 6 semaines), l'angioplastie primaire, comparée à la thrombolyse, diminue la mortalité totale (7 % *vs* 9 % ; Odds Ratio 0,73 ; p = 0,0002), les récidives d'infarctus non mortels (3 % *vs* 7 % ; OR 0,35 ; p < 0,0001), les AVC (1 % *vs* 2 % ; OR 0,46 ; p = 0,0004) et l'incidence combinée de ces événements (8 % *vs* 14 % ; OR 0,53 ; p < 0,001).

• Le bénéfice de l'angioplastie se maintient sur le long terme (6 à 18 mois) avec une diminution significative de la mortalité (p = 0,0019), des récidives d'infarctus non mortels (p < 0,0001) et du taux combiné de décès, réinfarctus ou AVC (p < 0,0001).

• La supériorité de l'angioplastie est indépendante du type de thrombolytique utilisé (streptokinase ou agent fibrinospécifique) et est retrouvée qu'il y ait ou non transfert secondaire du patient pour la réalisation de la procédure (retard moyen lié au transport : 39 minutes).

• Le bénéfice relatif de l'angioplastie est du même ordre dans les 10 études les plus anciennes (celles de la méta-analyse de Weaver) et les 13 essais plus récents.

❸ L'utilisation systématique des stents et/ou des anti-GP IIb/IIIa améliore les résultats de l'angioplastie primaire mais leur impact positif sur le pronostic n'est pas démontré.

L'angioplastie par ballonnet à la phase aiguë de l'infarctus expose à un risque de réocclusion précoce qui avoisine 10 à 15 % et à un taux de resténose de 30 à 50 % à 6 mois. En outre, une angioplastie réussie n'empêche pas la survenue dans 10 à 20 % des cas d'un phénomène de no-reflow, c'est-à-dire l'absence ou le ralentissement du flux coronaire malgré la levée de l'obstacle (*Circulation* 2002 ; *105* : 656-662). Son mécanisme est probablement multifactoriel : embolisation distale, lésion endothéliale aiguë de reperfusion, accumulation de polynucléaires neutrophiles.

L'endoprothèse coronaire (stent) associée aux thiénopyridines (ticlopidine et clopidogrel) prévient l'occlusion coronaire aiguë et diminue le taux de resténose.

- L'étude pilote de **Stent-PAMI** (*J. Am. Coll. Cardiol.* 1998 ; *31* : 23-30) a montré que l'implantation d'un stent dans le cadre de l'angioplastie primaire était une technique sûre et réalisable chez la grande majorité des patients. Elle réduit le risque d'occlusion coronaire aiguë à moins de 3 %. Telle est la conclusion du registre français **STENTIM 1** (*J. Am. Coll. Cardiol.* 1996 ; *27* suppl A : 68A) dans lequel une endoprothèse a pu être implantée avec succès chez 95 % des patients, la procédure étant suivie d'une héparinothérapie IV pendant 72 heures avec association de ticlopidine 500 mg/jour pendant un mois et aspirine 100 à 250 mg/jour au long cours.

- Le bien-fondé de l'association ticlopidine-aspirine pour prévenir les thromboses occlusives des endoprothèses n'est plus discuté depuis la publication du registre français (*Circulation* 1996 ; *94* : 1519-1527) et des études **ISAR 1** (*N. Engl. J. Med.* 1996 ; *334* : 1084-1089), **STARS** (*N. Engl. J. Med.* 1998 ; *339* : 1665-1671), **MATTIS** (*Circulation* 1998 ; *98* : 2126-2132) et **FANTASTIC** (*Circulation* 1998 ; *98* : 1597-1603). Comparé à la ticlopidine, le clopidogrel a un effet anti-agrégant plaquettaire plus puissant, un délai d'action plus court et donne moins d'effets secondaires. Associé au stenting, il s'est avéré au moins aussi sûr et efficace que la ticlopidine dans l'étude allemande de **Müller** (*Circulation* 2000 ; *101* : 590-593) et dans l'étude **CLASSICS** (*Circulation* 2000 ; *102* : 625-629) qui a montré qu'on pouvait utiliser une dose de charge de 300 mg sans augmenter le risque hémorragique. La méta-analyse de **Bhatt** (*J. Am. Coll. Cardiol.* 2002 ; *39* : 9-14), qui a porté sur 13 955 patients inclus dans des études et registres ayant comparé le clopidogrel et la ticlopidine au décours d'une angioplastie avec stent, urgente ou programmée, conclut à une efficacité supérieure du clopidogrel qui a diminué de 28 % (p = 0,002) le taux d'événements cardiaques majeurs à 1 mois.

- Plusieurs études randomisées, mais comportant un faible effectif (150 à 227 patients), ont montré que l'implantation systématique d'un stent, comparée à l'angioplastie conventionnelle, améliorait la perméabilité coronaire immédiate et réduisait le taux combiné des événements ischémiques à 6 mois ainsi que le taux de resténose ou de réocclusion. Il s'agit de l'étude de **Zwolle** (*Circulation* 1998 ; *97* : 2502-2505), de l'étude italienne **FRESCO** (*J. Am. Coll. Cardiol.* 1998 ; *31* : 1234-1239) et de l'étude française **STENTIM 2** (*J. Am. Coll. Cardiol.* 2000 ; *35* : 1729-1736).

- Un plus grand essai, l'étude **Stent-PAMI** (*N. Engl. J. Med.* 1999 ; *341* : 1949-1956), a randomisé 900 patients pour évaluer le stent hépariné de Palmaz-Schatz. Par rapport à l'angioplastie conventionnelle, l'implantation du stent a diminué au 6e mois le taux combiné de décès, récidive d'infarctus, accident vasculaire cérébral invalidant ou revascularisation de l'artère dilatée en raison d'une récidive ischémique (12,6 % *vs* 20,1 % ; p < 0,01). En fait, le bénéfice du stent reposait exclusivement sur la réduction des revascularisations itératives de l'artère dilatée (7,7 % *vs* 17,0 % ; p < 0,001). Parmi les critères secondaires, il était noté au 6e mois une diminution des taux de resténose (20,3 % *vs* 33,5 % ; p < 0,001) et de réocclusion (5,1 % *vs* 9,3 % ; p = 0,04) grâce au stent.

- L'un des bras de l'étude **CADILLAC** (*N. Engl. J. Med.* 2002 ; *346* : 957-966) qui a porté sur 1 030 patients, a confirmé la supériorité du stent qui, par rapport à l'angioplastie conventionnelle, a réduit au 6e mois le taux combiné de décès, réinfarctus, accident vasculaire cérébral avec séquelle ou nouvelle revascularisation (11,5 % *vs* 20, 0 % ; p < 0,001), la différence étant entièrement liée à la diminution des revascularisations itératives de l'artère dilatée.

- La méta-analyse de **Zhu** (*Am. J. Cardiol.* 2001 ; *88* : 297-301) qui a regroupé 9 études randomisées ayant inclus au total 4 120 patients et qui a comparé le stenting à l'angioplastie conventionnelle, retrouve une diminution significative voisine de 50 %

à 6-12 mois, de l'incidence combinée des décès, réinfarctus ou nouvelle revascularisation de la lésion responsable (Odds Ratio 0,52 ; p < 0,001). Ce bénéfice est principalement dû à la prévention des nouvelles revascularisations (OR 0,43 ; p < 0,001) alors que la mortalité n'est pas modifiée (OR 1,04 ; p = 0,90) et que la réduction des récidives d'infarctus n'est pas significative (OR 0,71 ; p = 0,13).

Les inhibiteurs des récepteurs GP IIb/IIIa diminuent les complications ischémiques précoces à condition d'être débutés avant l'angioplastie.

Les anti-GP IIb/IIIa augmentent la perméabilité coronaire avant tout geste de dilatation.

- Dans l'étude pilote **GRAPE** (*J. Am. Coll. Cardiol.* 1999 ; *33* : 1528-1532), non randomisée, un flux TIMI 3 a été retrouvé chez 18 % des patients dans un délai médian de 45 minutes après l'injection d'abciximab (bolus suivi d'une perfusion).
- Dans l'étude **SPEED** (*Circulation* 2000 ; *101* : 2788-2794), 27 % des patients avaient un flux TIMI 3 60 à 90 minutes après l'injection isolée d'abciximab (bolus et perfusion).
- Dans l'étude **ADMIRAL** (*N. Engl. J. Med.* 2001 ; *344* : 1895-1903), l'abciximab, par rapport au placebo, a augmenté le taux de perméabilité coronaire complète avant la réalisation de l'angioplastie (16,8 % *vs* 5,4 % ; p = 0,01).

Les anti-GP IIb/IIIa encadrant l'angioplastie conventionnelle (ballonnet sans stent) diminuent de moitié les complications ischémiques précoces.

- Dans l'étude **EPIC** (*N. Engl. J. Med.* 1994 ; *330* : 956-961) qui a inclus 2 099 patients subissant une angioplastie à haut risque, dont 19,2 % pour infarctus datant de moins de 12 heures, l'abciximab en bolus plus perfusion a réduit de 35 % par rapport au placebo, le taux de décès, infarctus ou nouvelle revascularisation urgente au 30e jour (8,3 % *vs* 12,8 % ; p = 0,008) et ce bénéfice persistait à 3 ans (*JAMA* 1997 ; *278* : 479-484).
- De même, dans l'étude **RAPPORT** (*Circulation* 1998 ; *98* : 734-741) qui a porté sur 483 patients traités par angioplastie primaire, l'abciximab a diminué, par rapport au placebo, le taux de décès, récidive d'infarctus ou nouvelle revascularisation urgente au 7e jour (3,3 % *vs* 9,9 % ; p = 0,003), au 30e jour (5,8 % *vs* 11,2 % ; p = 0,03) et au 6e mois (11,6 % *vs* 17,8 % ; p = 0,05).

● Ce résultat favorable n'a pas été retrouvé dans l'étude **CADILLAC** (*N. Engl. J. Med.* 2002 ; *346* : 957-966) puisque l'abciximab a diminué de façon non significative au 6e mois le taux de décès, réinfarctus, AVC ou nouvelle revascularisation (16,5 % *vs* 20,0 %). Cependant, il faut noter que l'abciximab était administré au cours de l'angioplastie et non préalablement à la procédure comme dans les autres études.

Les anti-GP IIb/IIIa encadrant le stenting améliorent la perméabilité coronaire et la perfusion myocardique, ainsi que l'évolution clinique.

● **Neumann** (*Circulation* 1998 ; *98* : 2695-2701) a montré que l'abciximab ne se contente pas de maintenir la perméabilité de l'artère épicardique mais améliore également la perfusion à l'étage microvasculaire et favorise parallèlement la récupération de la fonction contractile de la zone à risque.

● Dans l'étude française **ADMIRAL** (*N. Engl. J. Med.* 2001 ; *344* : 1895-1903), l'abciximab, comparé au placebo chez 300 patients, diminue l'incidence des décès, réinfarctus ou revascularisation urgente à 30 jours (6,0 % *vs* 14,6 % ; p = 0,01) et à 6 mois (7,4 % *vs* 15,9 % ; p = 0,02). Ce résultat va de pair avec une amélioration de la perméabilité coronaire (flux TIMI 3 : 95,1 % *vs* 86,7 % immédiatement après l'angioplastie et 94,3 % *vs* 82,8 % à 6 mois ; p = 0,04) et de la fonction ventriculaire gauche (fraction d'éjection à 6 mois : 61,1 ± 10,6 % *vs* 57,0 ± 11,1 % ; p = 0,05).

● L'étude **ISAR 2** (*J. Am. Coll. Cardiol.* 2000 ; *35* : 915-921), réalisée chez 401 patients, montre que l'abciximab ne diminue pas le taux de resténose intrastent au 6e mois mais elle confirme l'efficacité clinique de l'anti-GP IIb/IIIa qui, comparé au placebo, réduit le taux de décès, récidive d'infarctus ou nouvelle revascularisation au 30e jour (5,0 % *vs* 10,5 % ; p = 0,04) avec maintien du bénéfice absolu au 6e mois.

● Les résultats de l'étude **CADILLAC** (*N. Engl. J. Med.* 2002 ; *346* : 957-966) sont plus décevants. Dans un bras comparatif ayant porté sur 1 036 patients, l'abciximab associé au stent n'a pas modifié au 6e mois le taux combiné de décès, réinfarctus, accident vasculaire cérébral avec séquelle ou nécessité d'une revascularisation, par rapport au seul stenting (10,2 % *vs* 11,5 %). Cependant, l'abciximab était utilisé au moment de l'angioplastie et non en administration préalable comme c'était le cas dans l'étude **ADMIRAL**.

● Si les résultats à un an de l'étude **EPISTENT** (*Lancet* 1999 ; *354* : 2019-2024) retrouvent une baisse significative de la mortalité lorsque l'abciximab est associé au stenting (1,0 % *vs* 2,4 % ; p = 0,03), cet essai n'était pas dédié à l'infarctus aigu. Il reste donc à déterminer l'impact exact des anti-GP IIb/IIIa sur le pronostic de l'angioplastie primaire avec stent.

● Comparée à la thrombolyse IV par altéplase dans l'étude **STOPAMI** (*N. Engl. J. Med.* 2000 ; *343* : 385-391), l'angioplastie primaire avec stent et abciximab a réduit la taille de l'infarctus (14,3 % *vs* 19,4 % ; p = 0,02) et diminué l'incidence des décès, récidive d'infarctus ou accident vasculaire cérébral au 6e mois (8,5 % *vs* 23,2 % ; p = 0,02) mais cet essai n'a inclus que 140 patients et l'écart dans les délais de réalisation des 2 procédures était faible (30 min entre l'admission et le début de la thrombolyse *vs* 65 min entre l'admission et le gonflement du ballon).

● La même réserve peut être appliquée à l'étude **STOPAMI-2** (*Lancet* 2002 ; *359* : 920-925) qui a inclus 162 patients et dans laquelle l'angioplastie avec stent et abciximab se révèle supérieure à l'association altéplase-abciximab pour réduire l'étendue de la nécrose.

4 Comme pour la thrombolyse, le bénéfice de l'angioplastie primaire dépend de la rapidité de la mise en œuvre du traitement.

● Dans le registre américain **NRMI 2** (*JAMA* 2000 ; *283* : 2941-2947), le temps écoulé entre l'admission à l'hôpital et le gonflement du ballon a dépassé 2 heures chez près de la moitié des 27 080 patients de cette cohorte. Par rapport à un geste plus précoce, ce retard a aggravé la mortalité hospitalière de 41 % (pour un délai compris entre 120 et 150 min) à 62 % (pour un délai > 3 heures).

● Cependant, une analyse rétrospective de l'étude **Stent-PAMI** (*Am. J. Cardiol.* 2001 ; *88* : 1085-1090) suggère que le délai de reperfusion influence peu le pronostic après angioplastie primaire. Dans cette étude qui a inclus 1 232 patients sans état de choc, la mortalité à 6 mois a été identique que l'angioplastie ait été réalisée moins de 2 heures après le début des symptômes (5,5 %), entre 2 et 4 heures (4,6 %), entre 4 et 6 heures (4,5 %) ou entre la 6e et la 12e heure (4,2 %). Ces données, certes biaisées puisqu'elles ne tiennent pas compte de la mortalité précoce pré-hospitalière, suggèrent que le bénéfice de l'angioplastie ne se résume pas à la sauvegarde du myocarde par une revascularisation précoce.

5 Le choix entre thrombolyse et angioplastie doit donc se discuter au cas par cas en tenant compte des structures médicales existantes et de l'évaluation du rapport risque-bénéfice.

- L'angioplastie primaire se révèle supérieure à la thrombolyse IV lorsque l'ouverture de l'artère peut être réalisée par une équipe expérimentée, disponible 24 heures sur 24, dans un délai ≤ une heure par rapport à ce que serait le début d'une thrombolyse IV. À partir de l'arrivée du patient à l'hôpital, le temps nécessaire à la mise en route du traitement ne devrait pas dépasser 20 minutes pour l'injection d'un thrombolytique et 60 minutes pour le gonflement du ballonnet (*Eur. Heart J.* 2003 ; *24* : 28-66).

- Dans l'état actuel, on ne peut donc pas recommander la pratique routinière de l'angioplastie primaire car l'important est de rétablir le plus rapidement possible le flux sanguin dans l'artère responsable de l'infarctus.

- Une meilleure organisation des soins au niveau de la prise en charge et les progrès en matière d'angioplastie expliquent la place croissante de cette technique même si la thrombolyse reste la méthode de reperfusion la plus répandue. Dans les registres américains **NRMI 1**, **2** et **3** (*J. Am. Coll. Cardiol.* 2000 ; *36* : 2056-2063) qui regroupent plus de 1,5 million de patients traités pour infarctus du myocarde (avec ou sans onde Q), la fréquence d'utilisation de la thrombolyse est tombée de 34,3 % en 1990 à 20,8 % en 1999 alors que celle de l'angioplastie primaire est passée de 2,4 % à 7,3 %. Dans les registres allemands **MITRA** et **MIR** (*J. Am. Coll. Cardiol.* 2000 ; *36* : 2064-2071) qui portent sur 10 118 patients recrutés entre 1994 et 1998 et éligibles pour une thrombolyse, 86,3 % ont reçu un thrombolytique et 13,7 % ont été traités par angioplastie. Si la mortalité hospitalière est restée stable après thrombolyse (environ 12 %), elle n'a cessé de décroître après angioplastie primaire (13,9 % en 1994 et 3,8 % en 1998). Ces chiffres soulignent les progrès réalisés en matière d'angioplastie mais n'autorisent pas, en l'absence de randomisation, une conclusion définitive sur l'efficacité comparée des deux méthodes de reperfusion.

● L'appréciation du risque doit être précoce et simple afin d'orienter rapidement le patient vers la structure la mieux adaptée. En se basant sur le fait que l'âge avancé, la tachycardie et l'hypotension représentent les 3 facteurs de risque les mieux corrélés à la mortalité dans toutes les études observationnelles, **Morrow** (*Lancet* 2001 ; *358* : 1571-1575) a établi, à partir de la population de l'étude **InTIME II** (13 253 patients), un indice de risque :

$$\text{fréquence cardiaque x [âge/10]}^2\text{/PAS.}$$

La mortalité hospitalière a été de 0,6 %, 1,5 %, 3,1 %, 6,5 % et 15,8 % respectivement pour un indice ≤ 12,5, > 12,5-17,5, > 17,5-22,5, > 22,5-30 et > 30. Cet indice de risque qui était corrélé également à la mortalité des 24 premières heures et à celle du 30e jour, a pu être validé secondairement après application à la population de l'étude **TIMI 9** (3 659 patients).

● Le rapport risque-bénéfice est plutôt favorable à l'angioplastie en cas de localisation antérieure ou étendue de l'infarctus, dans les états hémodynamiques instables et lorsque le risque hémorragique de la thrombolyse est accru (notamment chez le sujet âgé). En fait, les registres **MITRA** et **MIR** (*J. Am. Coll. Cardiol.* 2001 ; *37* : 1827-1835) suggèrent que l'angioplastie primaire diminue la mortalité hospitalière par rapport à la thrombolyse, quels que soient les sous-groupes considérés, en fonction de l'âge, du sexe, de la localisation de l'infarctus, de la présence ou non d'une insuffisance cardiaque, d'un antécédent d'infarctus, etc., et le bénéfice absolu de l'angioplastie apparaît d'autant plus important que les patients ont un risque initial plus élevé.

● La supériorité de l'angioplastie chez les patients âgés de plus de 60 ans n'est pas discutée depuis les méta-analyses de **O'Neill** (*J. Invest. Cardiol.* 1998 ; *10* : 4-10A), de **Grines** (*Circulation* 1999 ; *100* suppl II : II-1499) et depuis l'essai **GUSTO IIb** (*J. Am. Coll. Cardiol.* 1999 ; *33* : 412-419). Cependant, la méta-analyse de **De Geare** (*Am. J. Cardiol.* 2000 ; *86* : 30-34) rappelle que, en dépit de l'angioplastie primaire, la mortalité hospitalière des sujets de plus de 75 ans reste 5 fois supérieure à celle des patients moins âgés.

● Le choc cardiogénique complique environ 6 % des cas d'infarctus du myocarde (*Am. Heart J.* 2001 ; *141* : 65-72). Associé à une mortalité de 60 à 80 %, il reste la principale cause de décès à l'ère de la reperfusion coronaire. Dans l'étude **SHOCK** (*N. Engl. J. Med.* 1999 ; *341* : 625-634 et *JAMA* 2001 ; *285* : 190-192), qui a inclus 302 patients ayant un infarctus aigu compliqué de choc cardiogénique dans les 36 premières heures, la revascularisation en urgence par angioplastie et/ou pontage, comparée à une stratégie conservatrice classique (thrombolyse IV, inotropes positifs, contrepulsion aortique et ventilation assistée) a diminué de façon non significative la mortalité hospitalière (46,7 % *vs* 56,0 % ; p = 0,11) mais a amélioré la survie à 6 mois (49,7 % *vs* 36,9 % ; p = 0,027) et à 1 an (46,7 % *vs* 33,6 % ; p < 0,03). Une angioplastie réussie, par rapport à l'impossibilité de rouvrir l'artère, a assuré une baisse importante de la mortalité à 30 jours (38 % *vs* 79 % ; p = 0,003). Dans cette étude, la stratégie de revascularisation n'a pas démontré son efficacité chez les patients de plus de 75 ans. Cependant, dans le registre de l'étude **SHOCK** (*J. Am. Coll. Cardiol.* 2002 ; *39* suppl A : 330) qui a inclus 277 patients âgés de 75 ans ou plus, la survie hospitalière a été améliorée chez les 44 patients revascularisés dans les 18 heures suivant l'installation du choc cardiogénique, par rapport à ceux revascularisés plus tardivement ou jamais (52 % *vs* 19 % ; p < 0,001). De même, dans une analyse rétrospective américaine (*J. Am. Coll. Cardiol.* 2002 ; *39* suppl A : 292) qui a porté sur 2 505 patients âgés ≥ 75 ans en choc cardiogénique, la survie a été meilleure après pontage aorto-coronaire (survie x 2,49 ; p < 0,001), angioplastie (x 2,06 ; p < 0,001) ou thrombolyse (x 1,73 ; p = 0,033) qu'en l'absence de toute stratégie de reperfusion.

Questions non résolues

Quel serait le coût réel d'une politique de généralisation de l'angioplastie primaire ?

- Les contraintes logistiques de l'angioplastie primaire expliquent que seule une minorité de patients bénéficient actuellement de cette technique. Au vu des études publiées, le développement de l'angioplastie primaire devra reposer sur la création de centres lourds si elle veut affirmer sa réelle supériorité sur la thrombolyse. Le coût d'un tel bouleversement dans l'organisation des soins en matière d'urgence coronarienne devra être soigneusement évalué.

● Dans l'appréciation du coût, on doit tenir compte du fait que l'angioplastie primaire permet de raccourcir la durée d'hospitalisation chez les patients à faible risque. Telle est la conclusion de l'étude **PAMI II** (*J. Am. Coll. Cardiol.* 1998 ; *31* : 967-972) qui a inclus 471 patients considérés à faible risque car âgés de 70 ans ou moins, ayant une atteinte mono- ou bitronculaire, une fraction d'éjection ventriculaire gauche > 45 %, une angioplastie réussie et sans trouble du rythme persistant. Après randomisation, les soins accélérés (séjour bref sans surveillance en unité de soins intensifs ni test d'effort), par rapport aux soins traditionnels, ont permis de raccourcir la durée de l'hospitalisation (4,2 ± 2,3 jours *vs* 7,1 ± 4,7 jours ; p = 0,0001) et son coût (p = 0,002) sans affecter la morbi-mortalité précoce et à 6 mois. Cependant, les délais de survenue des principales complications évalués par **Newby** à partir des études **GUSTO I** et **GUSTO III** (*Eur. Heart J.* 2003 ; *24* : 182-189) permettent également de recommander la sortie du patient au 4e jour après un infarctus thrombolysé non compliqué. En effet, 95 % des décès, accidents vasculaires cérébraux, chocs cardiogéniques, insuffisances cardiaques et récidives d'infarctus sont survenus avant 2,7 jours et la plupart des troubles du rythme ventriculaires majeurs était notée dans les 24 premières heures.

● L'angioplastie facilitée, c'est-à-dire précédée d'un traitement associant un thrombolytique à dose réduite et un anti-GP IIb/IIIa, apparaît séduisante.

● Les études anciennes (voir p. 40) ont montré que l'angioplastie conventionnelle avait un effet délétère lorsqu'elle était réalisée immédiatement après une thrombolyse réussie dans le but de supprimer la sténose résiduelle. Ces résultats pourraient être remis en question depuis l'utilisation croissante des stents et des anti-GP IIb/IIIa.

● L'étude non randomisée **SPEED** (*J. Am. Coll. Cardiol.* 2000 ; *36* : 1489-1496) qui a porté sur 323 patients, suggère en effet que l'angioplastie précoce après association de rétéplase à dose réduite et d'abciximab est une technique sûre et efficace, comme en témoignent un taux de succès primaire de 88 %, un risque hémorragique faible et une incidence basse (5,6 %) de décès, réinfarctus ou revascularisation urgente à 30 jours.

● Pour certains, cette "angioplastie précoce facilitée" constituerait la méthode de reperfusion optimale (*J. Am. Coll. Cardiol.* 2000 ; *36* : 1497-1499).

● L'étude **FINESSE** (*J. Invasive Cardiol.* 2001 ; *13* suppl A : 10A-15A), actuellement en cours, compare l'angioplastie primaire classique à l'angioplastie précédée d'un traitement par abciximab ou par l'association abciximab-dose réduite de thrombolytique.

Les anti-GP IIb/IIIa sont-ils équivalents ?

● Seul l'abciximab a fait l'objet de nombreuses études dans le cadre de l'angioplastie primaire avec ou sans stent. Notons cependant que le tirofiban s'est montré inférieur à l'abciximab dans l'étude **TARGET** (*N. Engl. J. Med.* 2001 ; *344* : 1888-1894) dans laquelle il était associé au stenting chez des patients ayant une insuffisance coronaire chronique ou aiguë à l'exclusion de l'infarctus en phase aiguë. Dans cette étude, le taux combiné de décès, infarctus du myocarde ou revascularisation en urgence à 30 jours a été moindre sous abciximab (6,0 % *vs* 7,6 % ; p = 0,038).

Quels doivent être les critères minimums requis pour l'agrément des centres d'angioplastie ?

● Dans le registre américain **NRMI 2** et **3** (*JAMA* 2000 ; *284* : 3131-3138), qui regroupe 62 299 patients traités entre 1994 et 1999, la mortalité hospitalière a été plus faible après angioplastie primaire qu'après thrombolyse dans les centres réalisant au moins 49 angioplasties primaires/an (3,4 % *vs* 5,4 % ; p < 0,001) et dans ceux réalisant 17 à 48 procédures/an (4,5 % *vs* 5,9 % ; p < 0,001). À l'opposé, l'angioplastie primaire n'a pas modifié le pronostic dans les petits centres qui faisaient ≤ 16 procédures/an (6,2 % *vs* 5,9 % ; p = 0,58). Il est indéniable que les progrès constants en matière d'angioplastie resserrent l'écart observé dans les résultats liés au volume d'activité des centres (*Circulation* 2000 ; *101* : 1806-1811).

● Plusieurs études, dont **Atlantic C-PORT** (*Lancet* 2003 ; *361* : 13-20), semblent montrer que la présence sur place d'un service de chirurgie cardiaque n'est pas indispensable pour la réalisation de l'angioplastie primaire. Dans cette étude randomisée qui a inclus 451 patients admis dans des hôpitaux équipés pour l'angioplastie primaire mais dépourvus de chirurgie cardiaque, l'angioplastie, comparée à la thrombolyse par altéplase, a diminué significativement le taux combiné de décès, récidive d'infarctus ou AVC à 6 semaines (10,7 % *vs* 17,7 % ; p = 0,03) et à 6 mois (12,4 % *vs* 19,9 % ; p = 0,03). Elle a permis également de raccourcir la durée de l'hospitalisation (4,5 *vs* 6,0 jours ; p = 0,02).

Quelle stratégie adopter dans les centres non équipés pour l'angioplastie primaire ?

- Les registres américains **NRMI 2** et **CCP** (*J. Am. Coll. Cardiol.* 2000 ; *35* : 371-379) montrent que les patients doivent être admis dans l'hôpital le plus proche. Dans les centres dépourvus de technique invasive, le transfert secondaire concerne environ la moitié des patients mais leur pronostic à 90 jours n'est pas inférieur à celui des patients initialement admis dans les centres qui réalisent les angioplasties primaires.

- Les résultats de l'étude **PRAGUE** (*Eur. Heart J.* 2000 ; *21* : 823-831), qui a inclus 300 patients randomisés entre 3 stratégies différentes, suggèrent qu'il est préférable de transférer le patient vers un centre d'angioplastie situé à proximité, sans thrombolyse préalable, plutôt que faire la thrombolyse sur place (streptokinase dans cette étude) ou assurer le transport tout en débutant la thrombolyse.

- L'analyse rétrospective des 25 515 patients américains inclus dans l'étude **GUSTO I** (*J. Am. Coll. Cardiol.* 2002 ; *40* : 1034-1040) montre que le pronostic des patients thrombolysés est le même, qu'ils soient admis dans des hôpitaux sans possibilité d'angioplastie sur place ou dans des structures ayant cette capacité, à condition d'associer l'aspirine et un bétabloquant de façon appropriée, et de transférer les patients si nécessaire pour angioplastie secondaire (40 % des patients admis initialement dans un centre sans possibilité d'angioplastie ont été transférés, près de 80 % des transferts intervenant plus de 48 heures après l'admission).

- L'étude **PRAGUE-2** (*Eur. Heart J.* 2003 ; *24* : 94-104) a inclus 850 patients se présentant dans les 12 premières heures d'un infarctus aigu à l'hôpital le plus proche dépourvu d'une salle de cathétérisme. Après randomisation, les patients recevaient une thrombolyse par streptokinase réalisée sur place ou étaient transférés vers un centre d'angioplastie primaire (durée moyenne de transport : 48 ± 20 minutes). Pour une différence moyenne de 85 minutes entre le début de la thrombolyse et le gonflement du ballon, l'angioplastie n'a diminué la mortalité à 30 jours, par rapport à la thrombolyse, que chez les 299 patients randomisés plus de 3 heures après le début des symptômes (6,0 % *vs* 15,3 % ; p < 0,02). Chez les 551 patients randomisés avant la fin de la 3e heure, la mortalité a été identique (7,3 % *vs* 7,4 %) quelle que soit la stratégie adoptée.

● Parmi les 1 572 patients de l'étude **DANAMI-2** (*American College of Cardiology*, Atlanta, 2002), 1 129 ont été admis dans des hôpitaux de proximité et randomisés pour recevoir un traitement thrombolytique (altéplase) sur place ou pour être transférés vers un centre d'angioplastie primaire. L'angioplastie *vs* la thrombolyse a diminué le taux de décès, récidive d'infarctus ou AVC à 30 jours (8,5 % *vs* 14,2 % ; p = 0,002) et ce bénéfice a été identique à celui obtenu chez les 443 patients admis directement dans les centres interventionnels et randomisés de la même façon entre thrombolyse et angioplastie primaire (6,7 % *vs* 12,3 % ; p = 0,048). Il faut cependant noter que le retard lié au transport des patients transférés n'a été que de 20 minutes en moyenne.

● L'étude **AIR-PAMI** (*J. Am. Coll. Cardiol.* 2002 ; *39* : 1713-1719), arrêtée prématurément, a inclus 138 patients présentant un infarctus aigu à haut risque (âge > 70 ans, localisation antérieure, insuffisance cardiaque classe II/III, fréquence cardiaque > 100 bat/min ou PAS < 100 mmHg), admis dans des structures dépourvues de salle de cathétérisme. L'angioplastie primaire réalisée après transfert (lequel était responsable d'un retard moyen de 104 minutes dans l'initiation du traitement), comparée à la thrombolyse sur place, a diminué les récidives ischémiques précoces (12,7 % *vs* 31,8 % ; p = 0,007) ainsi que la durée d'hospitalisation (6,1 *vs* 7,5 jours ; p = 0,015) et a réduit le taux combiné des événements cardiaques majeurs au 30e jour (8,4 % *vs* 13,6 % ; p = 0,331), l'absence de différence significative étant liée à l'impossibilité d'obtenir un recrutement suffisant.

● Dans la méta-analyse de **Zijlstra** (*Eur. Heart J.* 2003 ; *24* : 21-23) qui a porté sur 5 essais et 2 466 patients, l'angioplastie primaire réalisée après transfert, comparée à la thrombolyse sur place, diminue significativement la mortalité à 4-6 semaines

(6,8 % *vs* 9,6 % ; Risque Relatif 0,69 ; p = 0,01) ainsi que le taux combiné de décès, récidive d'infarctus non mortel ou AVC (8,5 % *vs* 15,5 % ; RR 0,51 ; p < 0,001).

- La méta-analyse de **Keeley** (*Lancet* 2003 ; *361* : 13-20) a porté, entre autres, sur 5 essais ayant comparé la thrombolyse effectuée à l'arrivée à l'hôpital et l'angioplastie primaire après transfert des patients dans un centre spécialisé. Pour un retard moyen de 39 minutes lié au transport, l'angioplastie est supérieure à la thrombolyse en diminuant à court terme la mortalité (p = 0,057), les récidives d'infarctus non mortels (p < 0,0001), les AVC (p = 0,049) et le critère combiné de ces événements (p < 0,0001).

- D'autres études sont nécessaires pour évaluer l'intérêt de débuter un traitement par anti-GP IIb/IIIa seul ou associé à une demi-dose de thrombolytique avant le transfert vers un centre d'angioplastie (angioplastie facilitée, voir p. 34).

Angioplastie de sauvetage

L'angioplastie de sauvetage a pour but de pallier les échecs de la thrombolyse. Elle doit être réalisée dans la foulée de la thrombolyse, dans un délai compatible avec la possibilité de limiter l'étendue de la nécrose.

Ce qui est acquis

1 L'angioplastie de sauvetage améliore probablement le pronostic des infarctus d'étendue moyenne ou importante.

- Dans l'étude **RESCUE I** (*Circulation* 1994 ; *90* : 2280-2284), qui n'a inclus que 151 patients, l'angioplastie de l'artère interventriculaire antérieure demeurée occluse (grade TIMI 0 ou 1) après thrombolyse IV, a amélioré significativement la fonction ventriculaire gauche par rapport à une stratégie conservatrice et avait tendance à diminuer la mortalité au 30e jour (5,1 % *vs* 9,6 % ; NS). Le taux combiné des décès et insuffisances cardiaques sévères au 30e jour a été réduit de façon significative (6,4 % *vs* 16,6 %).

● L'analyse par **Ellis** (*Am. Heart J.* 2000 ; *139* : 1046-1053) des rares essais ayant évalué l'angioplastie après échec de la thrombolyse (flux TIMI 0 ou 1) suggère que cette stratégie diminue l'insuffisance cardiaque sévère précoce (3,8 % *vs* 11,7 % ; p = 0,04), améliore la survie à 1 an (92 % *vs* 87 % ; p = 0,001) et pourrait réduire les récidives d'infarctus précoces (4,3 % *vs* 11,3 % ; p = 0,08).

Questions non résolues

L'intérêt de l'angioplastie de sauvetage reste à démontrer dans les infarctus à faible risque et en cas de perméabilité coronaire incomplète (grade TIMI 2).

● Tel était le but de l'étude **RESCUE II** (*Am. Heart J.* 2000 ; *139* : 1046-1053) qui a dû être interrompue prématurément en 1998 pour des raisons financières et à cause de la réticence des investigateurs à traiter médicalement une occlusion partielle (flux TIMI 2). Les résultats de cette étude qui n'a randomisé que 29 patients n'autorisent aucune conclusion.

Les limites de l'angioplastie de sauvetage rejoignent celles de l'angioplastie primaire.

● Cette stratégie se heurte à des problèmes d'ordre logistique, tels que la disponibilité d'une équipe confirmée en matière d'angioplastie faite en urgence. En l'absence de marqueur fiable et précoce de la reperfusion coronaire après thrombolyse, elle impose la coronarographie systématique. Par rapport à l'angioplastie primaire, elle a l'inconvénient d'augmenter les complications hémorragiques au point de ponction.

L'angioplastie de sauvetage programmée est-elle aussi performante que l'angioplastie primaire ?

● C'est ce que semble montrer l'étude **PACT** (*J. Am. Coll. Cardiol.* 1999 ; *34* : 1954-1962), qui a randomisé 606 patients pour recevoir soit du tPA à dose réduite (bolus IV de 50 mg), soit un placebo avant la coronarographie effectuée dans le cadre d'une stratégie d'angioplastie primaire. En cas de perméabilité complète (flux TIMI 3), les patients recevaient un 2e bolus IV (tPA ou placebo). Dans le cas contraire (flux TIMI 0, 1 ou 2), une angioplastie était réalisée. Par rapport au placebo, le bolus de tPA a amélioré la perméabilité coronaire avant l'angioplastie prévue (flux TIMI 3 : 33 % *vs* 15 %) et la fraction d'éjection ventriculaire gauche vérifiée par angiographie au 5e-7e jour était significativement meilleure en cas de flux TIMI 3 à l'arrivée en salle de coronarographie (62 % *vs* 58 % pour les stades TIMI 3 après angioplastie et 55 % en l'absence de récupération d'une perméabilité complète). En outre, chez les patients dilatés, l'évolution clinique au 30e jour a été comparable, notamment pour les complications hémorragiques, qu'ils aient été soumis à une angioplastie primaire (groupe placebo) ou à une angioplastie de sauvetage (groupe tPA). Ces résultats demandent confirmation dans une étude de mortalité.

Angioplastie coronaire en dehors des angioplasties primaire ou de sauvetage

Ce qui est acquis

1 En présence d'une artère coronaire perméable après thrombolyse, l'angioplastie conventionnelle (au ballonnet, sans stent) systématique au niveau de la sténose résiduelle est inutile, voire délétère.

- Dans la méta-analyse de **Michels** (*Circulation* 1995 ; *91* : 476-485), l'angioplastie systématique réalisée soit immédiatement après la thrombolyse (8 essais regroupant 2 243 patients), soit de façon différée au cours de l'hospitalisation (9 essais regroupant 5 516 patients), n'a pas diminué la mortalité ni les récidives d'infarctus à la 6e semaine et à un an, par rapport à une stratégie conservatrice qui n'envisageait la revascularisation qu'en cas de récidive ischémique ou d'épreuve d'effort positive. Il existait même une tendance défavorable pour l'angioplastie systématique lorsqu'elle était effectuée immédiatement après la thrombolyse ou tardivement à partir du 4e jour de l'infarctus.

- Les **Recommandations** de l'American College of Cardiology et de l'American Heart Association (*Circulation* 2001 ; *103* : 3019-3041) n'ont guère été respectées dans ce domaine.

② La revascularisation myocardique est justifiée après thrombolyse lorsqu'elle est réalisée pour récidive angineuse ou pour une ischémie provoquée.

● Dans l'étude **DANAMI** (*Circulation* 1997 ; *96* : 748-755) qui a inclus 1 008 patients thrombolysés dont l'évolution précoce a été marquée par la réapparition d'un angor ou d'un ECG d'effort positif, une stratégie de revascularisation (angioplastie ou pontage) a diminué, par rapport au traitement conservateur, les incidences des récidives d'infarctus (5,6 % *vs* 10,5 %) et des angors instables (17,9 % *vs* 29,5 %) survenus dans un délai médian de 2,4 ans. La réduction de la mortalité (3,6 % *vs* 4,4 %) n'a cependant pas été significative.

Questions non résolues

● La stratégie de l'angioplastie systématique après thrombolyse peut-elle bénéficier de l'implantation d'une endoprothèse coronaire et des anti-GP IIb/IIIa ?

● Les résultats décevants de la dilatation par ballonnet ont été attribués aux réocclusions précoces (taux proche de 20 %) et aux resténoses tardives, lesquelles sont devenues moins fréquentes avec l'utilisation des stents et des anti-GP IIb/IIIa.

● Dans une analyse rétrospective des études **TIMI 10B** et **TIMI 14B** (*Am. J. Cardiol.* 2001 ; *88* : 831-836), ayant porté sur 1 938 patients ayant eu une thrombolyse avec ou sans abciximab suivie d'une coronarographie à la 90e minute, le fait d'associer une angioplastie, comparé à la seule thrombolyse réussie (flux TIMI 3), a diminué significativement ($p = 0{,}02$) le taux de décès ou récidive d'infarctus à 30 jours, que l'angioplastie ait été réalisée immédiatement après la thrombolyse (flux TIMI 2 ou 3 à la 90e minute) ou de façon différée (valeur médiane : 2,75 jours après la survenue de l'infarctus).

● Dans le registre **USIC 2000** (*American Heart Association*, Chicago, 2002), la mortalité à 5 jours a été plus faible chez les 261 patients ayant eu une angioplastie dans les 24 heures suivant la thrombolyse, par rapport au groupe thrombolyse seule (2,3 % *vs* 8,8 %).

Doit-on revasculariser même tardivement une artère coronaire restée occluse ?

On sait que le degré de remodelage ventriculaire qui intervient largement dans le pronostic à distance de l'infarctus, est majoré par la persistance de l'occlusion coronaire.

- Les travaux expérimentaux de **Hochman** et **Choo** (*Circulation* 1987 ; *75* : 299-306) ont montré que la dilatation ventriculaire gauche était moindre lorsque survenait une reperfusion coronaire même tardive, c'est-à-dire au-delà des délais de constitution de la nécrose. Dans de courtes séries de patients, une amélioration de la fonction ventriculaire gauche a été retrouvée au 6e mois lorsque l'angioplastie effectuée plusieurs jours après l'infarctus, avait restauré une perméabilité coronaire complète et soutenue. L'impact de ces constatations sur le pronostic reste à établir dans un grand essai clinique, ce d'autant que la reperfusion coronaire spontanée, le développement de la circulation collatérale et le traitement par IEC limitent eux aussi les phénomènes de remodelage ventriculaire.

- Les résultats de l'étude anglaise **TOAT** sont décevants. Dans cet essai (*J. Am. Coll. Cardiol.* 2002 ; *40* : 869-876) de petite taille, 66 patients asymptomatiques après un infarctus aigu de localisation antérieure et chez lesquels l'atteinte isolée de l'artère interventriculaire se traduisait par la persistance de l'occlusion coronaire, ont été randomisés entre traitement médicamenteux et réalisation d'une angioplastie avec stent. L'angioplastie réalisée tardivement (26 ± 18 jours après l'infarctus) a aggravé le degré de dilatation ventriculaire gauche au 12e mois (volume télésystolique : 106 ± 37 *vs* 79 ± 34 ml ; $p < 0{,}01$; volume télédiastolique : 162 ± 51 *vs* 130 ± 46 ml ; $p < 0{,}01$) en dépit d'un taux faible de *cross-over* à la coronarographie de contrôle (recanalisation spontanée chez 19 % des patients et réocclusion coronaire chez 11 %). De façon paradoxale, l'angioplastie s'accompagnait d'une tendance à l'amélioration des performances à l'effort et de la qualité de vie malgré l'impact négatif sur le remodelage ventriculaire.

- D'autres études en cours, telles l'étude française **DECOPI** et l'étude italienne **ACTOR** (*G. Ital. Cardiol.* 1999 ; *29* : 1-10) ont pour but de répondre à cette question.

Faut-il dilater les sténoses associées à la lésion responsable de l'infarctus ?

● **Goldstein** (*N. Engl. J. Med.* 2000 ; *343* : 915-922) a montré, à partir d'une série de 253 patients coronarographiés dans les suites d'un infarctus du myocarde, que 40 % d'entre eux présentaient des plaques multiples et instables (thrombus, ulcération, irrégularité, ralentissement du flux). Par rapport aux patients n'ayant qu'une seule lésion complexe, ce groupe avait un risque élevé de faire un syndrome coronaire aigu au cours de l'année suivant l'infarctus (19,0 % *vs* 2,6 % ; $p \leq 0{,}001$) et d'avoir besoin d'une angioplastie sur une sténose autre que celle responsable de la nécrose (17,0 % *vs* 4,6 % ; $p \leq 0{,}001$). Ces constatations donnent du crédit à la thèse d'un processus inflammatoire diffus à l'origine de l'instabilité des plaques avec pour corollaire l'intérêt potentiel de l'angioplastie prophylactique dans le but de stabiliser de telles lésions.

Traitements adjuvants

Si la réouverture précoce de l'artère responsable de l'infarctus représente une avancée fondamentale, d'autres thérapeutiques participent également à l'amélioration du pronostic.

Un consensus existe en faveur de l'utilisation la plus large possible de l'aspirine, des bétabloquants, des inhibiteurs de l'enzyme de conversion de l'angiotensine et des statines.

L'intérêt de l'héparine dépend du thrombolytique utilisé. Les héparines de bas poids moléculaire et les anti-GP IIb/IIIa associés à la thrombolyse n'ont pas (encore ?) acquis leurs lettres de noblesse. Les dérivés nitrés font toujours l'objet de débats contradictoires.

En revanche, il n'existe pas d'argument valable pour l'utilisation prophylactique du magnésium, d'un inhibiteur calcique et de la lidocaïne.

Aspirine

Le principal mécanisme d'action de l'aspirine est une inhibition de la cyclo-oxygénase qui empêche la synthèse plaquettaire du thromboxane A_2, réduisant ainsi l'agrégation plaquettaire qui fait suite à divers stimuli. Une seule prise d'au moins 160 mg d'aspirine suffit à entraîner une inhibition complète de la cyclo-oxygénase en moins d'une heure si on utilise une forme à absorption rapide (gomme à mâcher). Une posologie inférieure risque de retarder de plusieurs heures l'effet bénéfique. Par contre, en traitement d'entretien, il a été démontré que des doses de 75 mg par jour pouvaient être suffisantes sur le plan pharmacologique et clinique et que, en tous cas, il n'était pas nécessaire d'avoir recours à une posologie quotidienne supérieure à 300 mg.

Ce qui est acquis

1 L'intérêt fondamental de l'aspirine, associée ou non à la thrombolyse, n'est plus discuté depuis l'étude ISIS 2.

- L'étude **ISIS 2** (*Lancet* 1988 ; *2* : 349-360) a été menée chez 17 187 patients sans limite d'âge, dont l'infarctus datait de moins de 24 heures, soumis à une double randomisation successive : streptokinase *vs* placebo puis aspirine (160 mg par jour *per os*) *vs* placebo.

2 Par rapport au placebo, l'aspirine prescrite pendant un mois a réduit de 20 % la mortalité cardiovasculaire à la 5e semaine.

- Cet effet bénéfique, qui représentait 25 vies sauvées pour 1 000 patients traités, a persisté après plusieurs années (*Circulation* 1993 ; *88* suppl I : I-291). L'aspirine a également diminué de près de 50 % l'incidence des récidives d'infarctus et des accidents vasculaires cérébraux non mortels (10 récidives d'infarctus et 3 accidents vasculaires cérébraux évités pour 1 000 patients traités). La poursuite de l'aspirine au-delà du premier mois a permis de doubler le bénéfice initial en évitant 40 décès, récidives d'infarctus ou accidents vasculaires cérébraux supplémentaires pour 1 000 patients traités pendant les 4 premières années (*BMJ* 1994 ; *308* : 81-106).

3 L'effet bénéfique de l'aspirine s'ajoute à celui de la thrombolyse.

- Si la mortalité à la 5e semaine était réduite de 20 % par l'aspirine (9,4 % *vs* 11,8 %) et de 23 % par la streptokinase (9,2 % *vs* 12,0 %), c'est l'association streptokinase-aspirine qui s'est avérée la plus efficace avec une diminution de 38 % de la mortalité (8,0 % *vs* 13,2 %).

Questions non résolues

On ne sait toujours pas si le principal effet de l'aspirine est de potentialiser la thrombolyse, de prévenir les réocclusions ou encore de limiter les effets microvasculaires de l'activation plaquettaire.

- Dans la méta-analyse de **Roux** (*J. Am. Coll. Cardiol.* 1992 ; *19* : 671-677), qui a porté sur 32 essais regroupant près de 5 000 patients thrombolysés, l'aspirine a réduit le taux de réocclusion coronaire (11 % *vs* 25 % ; p < 0,001) et a diminué l'incidence des récidives ischémiques (25 % *vs* 41 % ; p < 0,001). Cette action bénéfique était retrouvée quel que soit le thrombolytique administré, streptokinase ou tPA.

- Dans une étude rétrospective de **Zijlstra** (*J. Am. Coll. Cardiol.* 2002 ; *39* : 1733-1737), qui a porté sur 1 702 patients traités par angioplastie primaire, ceux qui avaient reçu de l'aspirine et de l'héparine avant le transport (860 patients) *vs* ceux qui les ont reçues lors de l'hospitalisation (842 patients), ont eu une meilleure perméabilité coronaire initiale (flux TIMI 2 ou 3 : 31 % *vs* 20 % ; p < 0,001).

Quelle est la posologie optimale ?

- Un consensus existe en faveur d'une dose quotidienne de 75 à 160 mg *per os* pendant la période hospitalière après une dose initiale de 150 à 325 mg si possible sous forme de gomme à mâcher ou par voie IV (250 mg). L'étude **JAMIS** (*Am. J. Cardiol.* 1999 ; *83* : 1308-1313), qui a inclus 751 patients, suggère qu'une très faible posologie d'aspirine (81 mg tous les 2 jours), comparée à 162 mg/jour, ne modifie pas l'incidence des événements cardiovasculaires pendant les 30 premiers jours. En fait, la population requise pour détecter une différence significative entre les 2 traitements devrait comprendre 5 400 patients.

Que faire en cas d'allergie ou de résistance à l'aspirine ?

- Il semble logique de prescrire du clopidogrel bien qu'aucune étude de morbi-mortalité n'ait évalué cet anti-agrégant plaquettaire dans l'infarctus avec sus-décalage du segment ST.

● L'étude de **Cruz-Fernandez** (*Eur. Heart J.* 2000 ; *21* : 457-465), qui a inclus 2 124 patients, semble montrer que le triflusal 600 mg/jour est équivalent à l'aspirine 300 mg/jour pour prévenir les événements cardiovasculaires des 35 premiers jours, avec une meilleure tolérance et une diminution des hémorragies intracrâniennes.

Clopidogrel

Le clopidogrel exerce son effet anti-agrégant plaquettaire par une inhibition des récepteurs de l'ADP. Il est au moins aussi efficace et mieux toléré que la ticlopidine qui appartient, comme lui, à la classe des thiénopyridines.

Aucune étude de morbi-mortalité n'a été menée avec le clopidogrel dans l'infarctus avec sus-décalage persistant du segment ST.

Ce qui est probable

1 Le clopidogrel 75 mg/jour peut être associé à l'aspirine 75-100 mg/jour et poursuivi pendant au moins 9 mois.

● Cette recommandation est une extrapolation des résultats de l'étude **CURE** (*N. Engl. J. Med.* 2001 ; *345* : 494-502) menée dans les Syndromes Coronaires Aigus (SCA) sans sus-décalage persistant de ST, dans laquelle le clopidogrel associé à l'aspirine, a diminué de 20 % au 9e mois, par rapport à l'aspirine seule, le taux combiné de décès cardiovasculaire, infarctus du myocarde ou AVC (9,3 % *vs* 11,4 % ; Risque Relatif 0,80 ; $p < 0,001$). En fait, dans cette étude, les patients avaient reçu une dose de charge initiale de 300 mg de clopidogrel.

2 Une dose de charge de clopidogrel (300 mg) associée à l'aspirine, peut être administrée le plus tôt possible dans l'infarctus non revascularisé et dans le cadre de l'angioplastie primaire ou différée.

● Les études **PCI-CURE** (*Lancet* 2001 ; *358* : 527-533) et **CREDO** (*JAMA* 2002 ; *288* : 2411-2420) ont montré l'intérêt de cette dose de charge pour diminuer les complications ischémiques précoces liées à l'angioplastie. Cependant, ces études ont été menées dans le cadre des SCA sans sus-décalage persistant du segment ST et dans celui des angioplasties programmées. En outre, la dose de charge de clopidogrel n'a été bénéfique que lorsqu'elle intervenait au moins 6 heures avant l'angioplastie, ce qui réduit son intérêt pour la stratégie de l'angioplastie primaire.

3 En l'absence d'étude sur la sécurité d'emploi, il n'est pas raisonnable de proposer la dose de charge de clopidogrel dans le cadre de la thrombolyse, de l'angioplastie de sauvetage et de l'angioplastie facilitée.

Anticoagulants

Ce qui est acquis

1 Avant l'ère de la thrombolyse, l'héparine non fractionnée (HNF) diminuait la morbi-mortalité précoce.

- Bien qu'aucun grand essai n'ait évalué l'intérêt de l'héparine utilisée seule (c'est-à-dire sans aspirine ni thrombolytique), la méta-analyse de **Collins** (*BMJ* 1996 ; *313* : 652-659), qui a porté sur 21 petites études regroupant au total moins de 6 000 patients, a montré un effet bénéfique de l'héparine pendant la période hospitalière au niveau de la mortalité (11,4 % *vs* 14,9 % ; p = 0,002), des accidents vasculaires cérébraux (1,1 % *vs* 2,1 % ; p = 0,01), des récidives d'infarctus (6,7 % *vs* 8,2 % ; NS) et des embolies pulmonaires (2,0 % *vs* 3,8 % ; p < 0,001), au prix d'un surcroît d'hémorragies sévères (1,9 % *vs* 0,9 % ; p = 0,01).

- *Dans l'infarctus non reperfusé, il est recommandé d'utiliser en SC soit de l'héparine non fractionnée (HNF), soit une héparine de bas poids moléculaire (HBPM).*

2 Avec la streptokinase, l'HNF peut être utilisée par voie SC ou IV mais son intérêt n'est pas formellement démontré.

- Si l'on pouvait penser que les modalités d'administration de l'héparine dans les études **GISSI 2** et **ISIS 3** (administration tardive et par voie SC) étaient responsables d'une sous-estimation de son effet bénéfique, l'étude **GUSTO I** a montré qu'il n'en était rien. En effet, chez les 20 000 patients traités par streptokinase et aspirine, l'héparine IV débutée immédiatement (bolus initial de 5 000 U suivi d'une perfusion de 1 000 U/heure pendant au moins 48 heures, en ajustant la posologie pour maintenir une anticoagulation efficace) n'a modifié ni la mortalité au 30e jour, ni la fréquence des accidents vasculaires cérébraux hémorragiques, ni le taux cumulé de décès ou accident vasculaire cérébral invalidant, par rapport à l'administration d'héparine SC (12 500 U x 2/jour débutée 4 heures après le début de la thrombolyse et poursuivie 7 jours). Parallèlement, dans le sous-groupe de patients soumis à une étude angiographique (*N. Engl. J. Med.* 1993 ; *22* : 1615-1622), l'héparine IV, par rapport à l'héparine SC, n'a pas amélioré le taux de perméabilité coronaire précoce obtenue sous streptokinase ni l'incidence des réocclusions.

Il est recommandé d'utiliser l'HNF en IV chez les patients à risque élevé d'embolie systémique (infarctus étendu, fibrillation auriculaire, antécédent embolique ou thrombus intraventriculaire gauche), en débutant le traitement au moins 6 heures après la thrombolyse par streptokinase et lorsque le temps de céphaline activé (TCA) est < 70 s. Le TCA sera maintenu entre 1,5 et 2 fois la valeur témoin.

3 Une héparinothérapie IV modérée adaptée au poids et maintenue pendant 24-48 heures doit être associée aux thrombolytiques fibrinospécifiques (altéplase, ténectéplase, rétéplase) car elle diminue l'incidence des réocclusions précoces.

- Dans l'étude **HART** (*N. Engl. J. Med.* 1990 ; *323* : 1433-1437) qui a inclus 205 patients thrombolysés par tPA (100 mg en 3 heures), l'héparine IV (bolus initial de 5 000 U suivi d'une perfusion de 1 000 U/heure) a été comparée à l'aspirine *per os* (80 mg/jour). L'héparine IV, par rapport à l'aspirine, a augmenté le taux de perméabilité coronaire contrôlé entre la 7e et la 24e heure (82 % *vs* 52 % ; p < 0,0001), avec cependant une perméabilité coronaire identique au 7e jour.

- L'étude **ECSG 6** (*Br. Heart J.* 1992 ; *67* : 122-128) a été menée chez 152 patients thrombolysés par tPA et recevant de l'aspirine. Par rapport au placebo, l'héparine IV (bolus immédiat de 5 000 U suivi d'une perfusion continue de 1 000 U/heure) a amélioré le taux de perméabilité coronaire contrôlé entre la 48e et la 120e heure (83,4 % *vs* 74,7 %).

● La diminution des doses d'héparine IV utilisées au cours des derniers essais de thrombolyse a permis de réduire l'incidence des hémorragies intracrâniennes (*Am. Heart J.* 2001 ; *141* : 742-750). Le plus faible taux (0,64 %) a été observé dans l'étude **In-TIME II**, en association avec le tPA accéléré.

Il est recommandé de débuter l'héparine IV en même temps que le thrombolytique, par un bolus initial de 60 U/kg (sans dépasser 4 000 U) suivi d'une perfusion de 12 U/kg/heure (sans dépasser 1 000 U/heure) avec un premier contrôle du TCA dès la 3e heure et maintien du TCA entre 50 et 70 s pendant 24-48 heures.

4 Les héparines de bas poids moléculaire vont probablement remplacer l'héparine non fractionnée.

● Plusieurs petites études suggèrent que les HBPM comparées à l'HNF diminuent les réocclusions coronaires après thrombolyse et l'incidence des réinfarctus. Dans l'étude **ASSENT PLUS** (*Clin. Cardiol.* 2001 ; *24* suppl 3 : 112-114), qui a inclus 439 patients, la daltéparine associée à l'altéplase et comparée à l'HNF, a amélioré la perfusion coronaire contrôlée au 4e-7e jour (flux TIMI 2 ou 3 : 86,6 % *vs* 75,6 % ; p = 0,006) et a réduit les récidives d'infarctus pendant la durée du traitement (4 à 7 jours). Dans l'étude **HART II** (*Circulation* 2001 ; *104* : 648-652), qui a regroupé 400 patients, l'énoxaparine poursuivie au moins 3 jours après thrombolyse par altéplase et comparée à l'HNF, avait tendance à augmenter la perméabilité coronaire à la 90e minute et a diminué significativement le taux de réocclusion au 5e-7e jour (3,1 % *vs* 9,1 %). Dans l'étude **ENTIRE-TIMI 23** (*Circulation* 2002 ; *105* : 1642-1649) qui a inclus 483 patients thrombolysés par ténectéplase (avec ou sans abciximab), l'énoxaparine *vs* HNF n'a pas modifié la perméabilité coronaire à la 60e minute (flux TIMI 3 : 51 % *vs* 50 %) mais a diminué le taux de décès ou réinfarctus à 30 jours (4,4 % *vs* 15,9 % ; p = 0,005) dans le groupe recevant le ténectéplase à pleine dose.

● Alors même que l'utilité de l'HNF n'est pas démontrée lorsqu'elle est associée à la streptokinase, l'étude **AMI-SK** (*Eur. Heart J.* 2002 ; *23* : 1282-1290) montre que l'énoxaparine comparée au placebo chez 496 patients thrombolysés par streptokinase, améliore la perméabilité coronaire au 5e-10e jour (flux TIMI 3 : 70,3 % *vs* 57,8 % ; p < 0,01), accélère la régression du sus-décalage du segment ST et diminue les événements cliniques (décès, réinfarctus ou angor) au 30e jour, sans augmenter les hémorragies majeures.

- Dans la grande étude **ASSENT 3** (*Lancet* 2001 ; *358* : 605-613) qui a inclus 6 095 patients, l'énoxaparine (bolus IV de 30 mg puis 1 mg/kg SC toutes les 12 heures pendant un maximum de 7 jours), associée au ténectéplase à la dose habituelle et comparée à l'HNF, a diminué le taux combiné de décès à 30 jours, réinfarctus ou ischémie réfractaire pendant la phase hospitalière (11,4 % *vs* 15,4 % ; Risque Relatif 0,74 ; p = 0,0002), sans augmenter les hémorragies intracrâniennes (0,9 % *vs* 0,9 %) ni les autres hémorragies majeures (3,0 % *vs* 2,2 %).

- Cependant, dans l'étude **ASSENT-3 PLUS** (*American Heart Association*, Chicago, 2002) qui a inclus 1 639 patients bénéficiant d'une thrombolyse pré-hospitalière par ténectéplase, l'énoxaparine *vs* HNF a augmenté le risque d'hémorragie intracrânienne (2,20 % *vs* 0,97 % ; p = 0,047), ceci uniquement chez les patients > 75 ans, tout en ayant tendance à diminuer le taux combiné de décès à 30 jours, réinfarctus ou ischémie réfractaire pendant l'hospitalisation (14,2 % *vs* 17,4 % ; p = 0,08).

- Certains doutes concernant la sécurité d'emploi des HBPM, notamment chez le sujet âgé, expliquent que la Société Européenne de Cardiologie ne recommande pas leur utilisation en routine chez les patients soumis à une thrombolyse IV. L'étude **EXTRACT-TIMI 25** qui prévoit d'inclure 21 000 patients devrait permettre de conclure à la supériorité ou non de l'énoxaparine sur l'HNF dans l'infarctus thrombolysé.

- Dans l'infarctus aigu non revascularisé du fait d'une contre-indication ou, le plus souvent, d'une hospitalisation hors délai, l'énoxaparine peut remplacer l'HNF. C'est ce qu'a montré l'étude **TETAMI** (*American Heart Association*, Chicago, 2002) qui a inclus 1224 patients hospitalisés moins de 24 heures après le début des symptômes. Dans cet essai, l'énoxaparine *vs* HNF diminue de façon non significative le taux combiné de décès, récidive d'infarctus ou récidive d'angor à 1 mois (15,4 % *vs* 17,3 %) sans augmenter le risque hémorragique majeur (1 % *vs* 1 %). La même étude a montré que le tirofiban n'apportait aucun bénéfice clinique, qu'il soit associé à l'HNF ou à l'énoxaparine, et qu'il augmentait le risque d'hémorragie majeure, notamment intracrânienne.

Questions non résolues

D'autres substituts de l'héparine sont à l'étude.

- C'est le cas notamment du pentasaccharide synthétique, inhibiteur sélectif du facteur Xa. Dans l'étude **PENTALYSE** (*Eur. Heart J.* 2001 ; *22* : 1716-1724), ce nouvel agent anti-thrombotique administré pendant 5 à 7 jours (en IV le premier jour puis en SC) et comparé à l'HNF IV (perfusion de 48 à 72 heures) chez 333 patients thrombolysés par altéplase, n'a pas modifié le taux de perfusion coronaire à la 90e minute mais avait tendance à diminuer l'incidence des réocclusions au 5e-7e jour (0,9 % *vs* 7,0 % ; p = 0,065), ainsi que le taux des revascularisations au 30e jour (39 % *vs* 51 % ; p = 0,054), avec une sécurité d'emploi identique en ce qui concerne la fréquence des hémorragies intracrâniennes et des recours à une transfusion (7,1 % dans chaque groupe).

Les anti-vitamines K débutées précocement diminuent-elles les réocclusions après thrombolyse ?

- C'est ce que laissent penser les résultats de l'étude **APRICOT-2** (*Circulation* 2002 ; *106* : 659-665) dans laquelle 308 patients traités par aspirine et HNF et dont l'artère responsable de l'infarctus était perméable (flux TIMI 3) moins de 48 heures après la thrombolyse, ont été randomisés pour recevoir soit de la coumadine à dose modérée (INR entre 2 et 3) pendant 3 mois, en association avec l'aspirine, soit l'aspirine poursuivie seule. À 3 mois, la coumadine a diminué significativement le taux de réocclusion coronaire (flux TIMI ≤ 2) vérifié angiographiquement (15 % *vs* 28 % ; Risque Relatif 0,55 ; p < 0,02) et a amélioré le taux de survie sans récidive d'infarctus ni revascularisation (86 % *vs* 66 % ; p < 0,01), sans augmenter significativement le risque hémorragique majeur et mineur (5 % *vs* 3 %).

Bétabloquants

Les bétabloquants s'opposent à l'activité du système sympathique, laquelle est accrue à la phase aiguë de l'infarctus. Leurs propriétés anti-ischémiques sont liées à la baisse de la fréquence cardiaque, de l'inotropisme et de la pression artérielle qui diminue la consommation en oxygène du myocarde. Ils ont un effet anti-arythmique qui s'exprime notamment par l'élévation du seuil de fibrillation ventriculaire. Leur administration précoce en IV diminue l'étendue de la nécrose, comme l'a montré le **Göteborg Metoprolol Trial** (*Lancet* 1981 ; *2* : 823-827). Enfin, ils ont un effet antalgique.

Ce qui est acquis

1 Avant l'ère de la thrombolyse, les bétabloquants diminuaient la morbi-mortalité précoce.

● Deux grands essais, l'étude **MIAMI** et surtout l'étude **ISIS 1**, ainsi que la méta-analyse de **Yusuf** portant sur 27 essais, ont conduit à recommander l'utilisation intraveineuse précoce des bétabloquants à la phase aiguë de l'infarctus.

• Dans l'étude **MIAMI** (*Eur. Heart J.* 1985 ; *6* : 199-211) qui a inclus 5 778 patients dans les 24 premières heures de l'infarctus, le métoprolol IV (5 mg x 3 toutes les 2 minutes) relayé par la voie orale (100 mg x 2/jour) n'a pas diminué la mortalité au 15e jour par rapport au placebo. Cependant, la population était globalement à faible risque et, dans une analyse *a posteriori*, le bétabloquant a réduit la mortalité de 29 % chez les patients les plus exposés, définis par la présence d'au moins 3 des 8 critères suivants : âge > 60 ans, antécédent d'infarctus du myocarde, HTA, angor, insuffisance cardiaque congestive, diabète, traitement digitalique ou diurétique.

• L'étude **ISIS 1** (*Lancet* 1986 ; *2* : 57-66) menée chez 16 027 patients randomisés à la 5e heure en moyenne d'un infarctus aigu, a montré que l'aténolol (5 à 10 mg IV puis 100 mg/jour *per os*) diminuait significativement de 14 %, par rapport au groupe contrôle, la mortalité vasculaire au 7e jour et que ce bénéfice se maintenait à un an. Il faut noter que le bétabloquant a amélioré le pronostic surtout pendant les 2 premiers jours, alors même qu'il augmentait la nécessité de recourir aux drogues inotropes positives pendant cette période. Par ailleurs, une analyse *a posteriori* de l'étude **ISIS 1** suggère que l'effet bénéfique du bétabloquant était surtout lié à la prévention des ruptures cardiaques et des fibrillations ventriculaires.

• La méta analyse de **Yusuf** (*J. Am. Med. Ass.* 1988 ; *260* : 2088-2093) qui a porté sur 27 essais ayant inclus 27 000 patients en majorité à faible risque, a retrouvé sous l'effet du bétabloquant une diminution significative de 13 % de la mortalité hospitalière, maximale pendant les 2 premiers jours, ainsi qu'une réduction de 19 % des récidives d'infarctus non mortels et de 16 % des arrêts cardiaques récupérés.

❷ À l'ère de la reperfusion coronaire, les bétabloquants restent indiqués, y compris en cas de dysfonction ventriculaire gauche.

● L'étude **CAPRICORN** (*Lancet* 2001 ; *357* : 1385-1390) a inclus 1 959 patients ayant un infarctus du myocarde aigu avec fraction d'éjection ventriculaire gauche ≤ 40 %. Une thrombolyse ou une angioplastie primaire avait été réalisée chez 46 % d'entre eux. La quasi-totalité recevait un IEC et 1/3 avait reçu un diurétique IV pour insuffisance cardiaque congestive. Comparé au placebo, le carvédilol, débuté entre le 3e et le 21e jour de l'infarctus, après stabilisation de l'état hémodynamique, à la dose quotidienne de 6,25 mg progressivement augmentée en 4 à 6 semaines jusqu'à 25 mg x 2/jour, a diminué dans un délai moyen de 1,3 an, la mortalité totale (12 % *vs* 15 % ; Odds Ratio 0,78 ; p = 0,031), la mortalité cardiovasculaire (11 % *vs* 14 % ; OR 0,75 ; p = 0,024) et les récidives d'infarctus non mortels (3 % *vs* 6 % ; OR 0,59 ; p = 0,014).

Questions non résolues

● À l'ère de la thrombolyse, doit-on débuter les bétabloquants en IV le plus tôt possible ?

Si le traitement bétabloquant garde toutes ses indications dans le cadre du post-infarctus, il reste à définir la place exacte de son utilisation très précoce, notamment en IV, chez les patients thrombolysés.

● Le seul essai ayant tenté de répondre à cette question est l'étude **TIMI IIB** (*Circulation* 1991 ; *83* : 422-437) dans laquelle 1 390 patients, thrombolysés par tPA et recevant de l'aspirine, ont été traités par métoprolol soit immédiatement et en IV (5 mg x 3 relayé par 50 à 100 mg x 2/jour *per os*), soit de façon retardée (6e-8e jour) et par voie orale (50 à 100 mg x 2/jour). Dans cette population qui était à faible risque, les modalités de l'administration n'ont pas influencé la mortalité au 6e jour et à la 6e semaine mais la prescription IV précoce (surtout dans les 2 premières heures de l'infarctus) a diminué significativement les récidives angineuses (15,4 % *vs* 21,2 %) et les récidives d'infarctus non mortels (2,3 % *vs* 4,5 %) au cours des 6 premiers jours.

● Ces résultats ne sont pas confirmés par une étude ancillaire de **GUSTO I** (*J. Am. Coll. Cardiol.* 1998 ; *32* : 634-640) qui souligne le danger potentiel de l'utilisation IV des bétabloquants après thrombolyse. Parmi les 41 000 patients de cette étude, 75 % ont été traités par aténolol (IV et/ou *per os*) et 44 % ont reçu le bétabloquant en injection IV précoce, en dehors de toute randomisation. Si, globalement, la mortalité à 30 jours a été significativement plus basse chez les patients traités par bétabloquant, la prescription IV a aggravé le pronostic (odds ratio 1,3 ; p = 0,02) par rapport à la seule forme orale débutée lorsque l'état hémodynamique était stable. Elle a majoré notamment l'incidence des insuffisances cardiaques, des états de choc, des récidives ischémiques et des recours à la stimulation ventriculaire.

● La méta-analyse de **Freemantle** (*BMJ* 1999 ; *318* : 1730-1737) a porté sur 82 études (54 234 patients) dont 51 essais (29 260 patients) ayant évalué l'efficacité des bétabloquants à la phase aiguë de l'infarctus. Dans ces essais menés à court terme, la réduction relative de la mortalité a été faible (4 %) et non significative. En outre, l'administration initiale des bétabloquants en IV n'a pas apporté de bénéfice supplémentaire au niveau de la mortalité.

Bien que les recommandations les plus récentes de l'American College of Cardiology et de l'American Heart Association* (J. Am. Coll. Cardiol. *1999 ; 34 : 890-911) soient en faveur de la prescription IV précoce d'un bétabloquant en l'absence des contre-indications habituelles (asthme, œdème pulmonaire, hypotension, bradycardie ou bloc auriculo-ventriculaire), notamment en cas de tachycardie sinusale, tendance à l'hypertension et lorsque la douleur résiste aux opiacés, l'intérêt du traitement bétabloquant IV chez des patients thrombolysés et sa place exacte parmi les autres traitements adjuvants (IEC et dérivés nitrés) restent à définir. Il pourrait être utile de recourir, dans cette indication, aux bétabloquants à demi-vie brève. Cependant, la prescription orale devrait suffire chez la plupart des patients.

Inhibiteurs de l'enzyme de conversion de l'angiotensine

En diminuant la pré- et la post-charge et en s'opposant à l'activation neuro-hormonale, les inhibiteurs de l'enzyme de conversion de l'angiotensine (IEC) réduisent l'étendue de la nécrose, l'incidence des troubles du rythme et préviennent le remodelage ventriculaire gauche. Ces effets bénéfiques des IEC à la phase aiguë de l'infarctus ont été démontrés expérimentalement puis confirmés dans les essais cliniques.

- Ainsi, dans l'étude **PRACTICAL** (*Am. J. Cardiol.* 1994 ; *73* : 1180-1186), le captopril et l'énalapril débutés *per os* dans les 24 premières heures (chez des patients thrombolysés dans 70 % des cas), ont amélioré la fraction d'éjection et prévenu la dilatation ventriculaire gauche évaluées au 3e mois.

- Dans l'étude **CATS** (*Eur. Heart J.* 1994 ; *15* : 898-907), le captopril administré *per os* en même temps que la thrombolyse chez des patients ayant un infarctus de localisation antérieure, a réduit la taille de la nécrose, le taux plasmatique de norépinéphrine et la fréquence des troubles du rythme liés à la reperfusion coronaire. À un an, le captopril a diminué le degré de dilatation ventriculaire gauche et l'évolution vers l'insuffisance cardiaque (*J. Am. Coll. Cardiol.* 1996 ; *28* : 114-121).

Ce qui est acquis

1 Dans les infarctus compliqués d'insuffisance cardiaque ou de dysfonction ventriculaire gauche isolée (fraction d'éjection ≤ 40 %), les IEC débutés *per os* tardivement au cours de l'hospitalisation et poursuivis sur le long terme, améliorent le pronostic de façon très significative : ils permettent de sauver 42 à 74 vies pour 1 000 patients traités pendant 15 à 42 mois.

- C'est ce qui ressort des études **SAVE** (*N. Engl. J. Med.* 1992 ; *327* : 669-677), **AIRE** (*Lancet* 1993 ; *342* : 821-828) et **TRACE** (*N. Engl. J. Med.* 1995 ; *333* : 1670-1676) qui ont testé respectivement le captopril chez 2 231 patients (débuté en moyenne au 11e jour à la dose initiale de 6,25 mg augmentée progressivement jusqu'à 50 mg x 3/jour), le ramipril chez 2 006 patients (débuté entre le 3e et le 10e jour à la dose initiale de 2,5 mg augmentée jusqu'à 10 mg/jour) et le trandolapril chez 1 749 patients (commencé entre le 3e et le 7e jour à la dose initiale de 1 mg augmentée jusqu'à 4 mg/jour).

- Dans l'étude **SAVE**, le captopril a diminué, avec un suivi de 42 mois, la mortalité de 19 % et l'évolution vers l'insuffisance cardiaque sévère de 37 %.

- Dans l'étude **AIRE**, le ramipril a réduit au 15e mois la mortalité de 27 % et le risque de survenue d'un premier événement parmi décès, insuffisance cardiaque sévère, infarctus du myocarde ou accident vasculaire cérébral de 19 %.

- Enfin, dans l'étude **TRACE**, le trandolapril, avec un suivi moyen de 2,2 ans, a diminué de 22 % la mortalité globale, de 25 % la mortalité cardiovasculaire, de 24 % la mortalité subite et de 29 % les évolutions vers l'insuffisance cardiaque sévère.

- Il faut remarquer que l'effet bénéfique de l'IEC s'est manifesté indépendamment des autres traitements administrés (notamment la thrombolyse qui a été utilisée chez 33 % à 58 % des patients selon les études).

❷ Dans l'infarctus aigu tout-venant, non sélectionné, l'administration orale d'un IEC dans les 24 premières heures améliore le pronostic de façon modeste, en permettant d'éviter environ 5 décès pour 1 000 patients traités pendant 4 à 6 semaines et le bénéfice persiste à un an.

- Dans l'étude **GISSI 3** (*Lancet* 1994 ; *343* : 1115-1122 et *J. Am. Coll. Cardiol.* 1996 ; *27* : 337-344) qui a inclus 19 394 patients, le lisinopril *per os* (5 mg puis 10 mg/jour pendant 6 semaines) a diminué de 12 % la mortalité globale à la 6e semaine (6,4 % *vs* 7,2 %), y compris chez les sujets âgés de plus de 70 ans. Malgré l'arrêt de l'IEC à la 6e semaine, le bénéfice s'est maintenu au 6e mois (mortalité ou dysfonction ventriculaire gauche sévère : 18,1 % *vs* 19,3 % ; 2p = 0,03). L'effet positif du lisinopril sur la mortalité a été particulièrement net chez les diabétiques (*Circulation* 1997 ; *96* : 4239-4245) à la 6e semaine (8,7 % *vs* 12,4 %, soit 37 vies sauvées pour 1 000 patients traités) et à 6 mois (12,9 % *vs* 16,1 %).

- Dans l'étude **ISIS 4** (*Lancet* 1995 ; *345* : 669-685), menée chez 58 050 patients, le captopril *per os* (débuté à la dose initiale de 6,25 mg augmentée progressivement jusqu'à 50 mg x 2/jour) a réduit de 7 % la mortalité à un mois, le bénéfice se maintenant au bout d'un an.

● Les résultats de l'étude chinoise **CCS 1** (*Lancet* 1995 ; *345* : 686-687) qui a testé le captopril chez 13 634 patients, allaient dans le même sens bien que la baisse de mortalité à un an n'ait pas été significative.

● La méta-analyse réalisée par l'**ACE Inhibitor Myocardial Infarction collaborative group** (*Circulation* 1998 ; *97* : 2202-2212) a porté sur les études **GISSI 3**, **ISIS 4**, **CCS 1** et **CONSENSUS II** (*N. Engl. J. Med.* 1992 ; *327* : 678-684) qui regroupent au total près de 100 000 patients. Elle permet de conclure qu'un IEC débuté le premier jour de l'infarctus et poursuivi pendant 4 à 6 semaines, évite 5 décès pour 1 000 patients traités et réduit le risque de survenue d'une insuffisance cardiaque.

Questions non résolues

L'administration précoce d'un IEC doit-elle être systématique ?

La prescription d'un IEC fait courir le risque de survenue d'une hypotension artérielle sévère, susceptible de diminuer le bénéfice d'une reperfusion coronaire réussie et de précipiter la survenue d'un choc cardiogénique.

● L'étude **CONSENSUS II** (*N. Engl. J. Med.* 1992 ; *327* : 678-684) qui a inclus 2 231 patients non sélectionnés et thrombolysés une fois sur deux, a été interrompue prématurément car l'énalapril débuté le premier jour n'avait pas réduit la mortalité globale au 6e mois, ce résultat pouvant être attribué à une majoration significative du nombre d'hypotensions artérielles sévères précoces. Cependant, la particularité de cette étude, par rapport aux précédentes, tient au mode d'administration IV de l'IEC au début du traitement.

● Lorsque l'IEC est donné le premier jour de l'infarctus mais par voie orale et à doses progressivement croissantes chez des patients non sélectionnés et thrombolysés dans 70 % des cas (population des études **GISSI 3** et **ISIS 4**), le principal effet secondaire reste l'hypotension (environ 10 % des cas) sans que celle-ci ne semble affecter négativement le pronostic. Le fait que 80 % du bénéfice obtenu sur la mortalité se soit concentré sur les 7 premiers jours plaide en faveur de l'utilisation précoce de l'IEC. Cependant, si l'atténuation de la première phase du remodelage ventriculaire (expansion de la zone nécrosée) a été démontrée dans les études **HEART** (*Circulation* 1997 ;

95 : 2643-2651), **FAMIS** (*Am. Heart J.* 1998 ; *136* : 213-225) et dans l'étude néozélandaise de **French** (*J. Am. Coll. Cardiol.* 1999 ; *33* : 139-145), cet effet bénéfique des IEC n'a été constaté que pour les infarctus de localisation antérieure. En outre, la méta-analyse de **De Kam** (*J. Am. Coll. Cardiol.* 2000 ; *36* : 2047-2053) ne retrouve une diminution de la dilatation ventriculaire gauche sous IEC qu'en cas d'échec de la thrombolyse.

- Le bénéfice clinique tiré de l'IEC ayant été faible dans la population globale des infarctus tout-venants, il est probable que seuls les infarctus à risque aient réellement profité du traitement débuté dès le 1er jour de l'infarctus. Ainsi, dans l'étude **ISIS 4**, le captopril a été plus efficace lorsqu'il existait un antécédent d'infarctus ou une insuffisance cardiaque (10 décès évités pour 1 000 patients traités). On peut en rapprocher les résultats de l'étude **SMILE 1** (*N. Engl. J. Med.* 1995 ; *332* : 80-85) qui a inclus 1 556 patients ayant un infarctus de localisation antérieure et non éligibles pour une thrombolyse. Dans cette population à haut risque, le zofénopril débuté *per os* dans les 24 premières heures et poursuivi 6 semaines, a entraîné une baisse très nette de la mortalité à un an (40 vies sauvées pour 1 000 patients traités).

- Le danger potentiel des IEC utilisés dès le premier jour serait particulièrement net chez les sujets habituellement hypertendus. C'est ce que suggère une analyse rétrospective de l'étude **GISSI 3** (*Am. Heart J.* 2002 ; *144* : 1018-1025) dans laquelle le lisinopril a aggravé la mortalité du 1er jour chez les 7 362 patients habituellement hypertendus. En fait, cet effet délétère n'a été observé que dans le sous-groupe des 1 165 patients hypertendus ayant une PAS < 120 mmHg lors de la présentation initiale. Il s'est traduit par un excès de chocs cardiogéniques (qui ont été 3 fois plus fréquents) à l'origine d'une surmortalité précoce qui tendait à persister à la 6e semaine.

- Toutes ces considérations justifient les recommandations récentes de l'ACC/AHA qui préconisent la prescription orale d'un IEC dès le 1er jour, en cas d'infarctus antérieur ou d'insuffisance cardiaque congestive et en l'absence d'hypotension qu'elle soit réelle (PAS < 100 mmHg) ou relative.

Les IEC sont-ils équivalents ?

- L'étude **SMILE-2** (*Am. Heart J.* 2003 ; *145* : 80-87) est la première à avoir comparé la tolérance de deux IEC, le zofénopril et le lisinopril, débutés dans les 12 heures suivant la fin de la thrombolyse, à dose progressivement croissante (30-60 mg/jour pour le zofénopril et 5-10 mg/jour pour le lisinopril) et poursuivis pendant 42 jours. Dans cet essai qui a inclus 1 024 patients âgés de 18 à 75 ans, le zofénopril a semblé mieux toléré en diminuant légèrement le taux d'hypotension sévère (PAS < 90 mmHg) directement liée au médicament (6,7 % *vs* 9,8 % ; 2p = 0,048), même si l'incidence de toutes les hypotensions n'a pas été significativement différente (10,9 % *vs* 11,7 % ; p = 0,38). Si la mortalité et l'incidence des complications cardiovasculaires majeures étaient comparables à la 6e semaine, cette étude n'avait pas la puissance statistique suffisante pour en tirer des conclusions valables.

Les antagonistes des récepteurs AT_1 de l'angiotensine II, prescrits seuls ou en association, sont-ils supérieurs aux IEC ?

● L'angiotensine II joue un rôle primordial dans la formation du collagène et la dysfonction ventriculaire gauche qui caractérisent le remodelage post-infarctus. Or, la production d'angiotensine II au niveau du myocarde peut être maintenue malgré la suppression de l'angiotensine II circulante sous l'action d'un IEC. Théoriquement, les effets néfastes du remodelage devraient être mieux prévenus par le blocage sélectif des récepteurs AT_1 de l'angiotensine II. En outre, l'absence de dégradation de la bradykinine explique la quasi-suppression de certains effets secondaires observés sous IEC, tels la toux et l'angio-œdème.

● L'étude **OPTIMAAL** (*Lancet* 2002 ; *360* : 752-760) a inclus 5 477 patients dans les 10 premiers jours d'un infarctus aigu jugé à haut risque en raison d'un âge > 50 ans associé à une insuffisance cardiaque congestive ou à une dysfonction ventriculaire gauche (fraction d'éjection < 35 %, diamètre télédiastolique > 65 mm, nouvelles ondes Q dans le territoire antérieur, ou récidive d'infarctus après un antécédent d'infarctus antérieur). Avec un recul moyen de 2,7 ans, le captopril (augmenté progressivement jusqu'à 50 mg x 3/jour) *vs* le losartan (jusqu'à 50 mg/jour) avait tendance à diminuer la mortalité totale (16,4 % *vs* 18,2 % ; p = 0,07) et l'incidence des morts subites ou arrêts cardiaques récupérés (7,4 % *vs* 8,7 % ; p = 0,072), sans modifier le taux de récidive d'infarctus mortel ou non (13,9 % *vs* 14,0 % ; p = 0,72). Comme on pouvait s'y attendre, le losartan a été mieux toléré, à l'origine d'une fréquence plus faible d'arrêts de traitement (17 % *vs* 23 % ; p < 0,0001).

● L'étude de mortalité **VALIANT** (*Am. Heart J.* 2000 ; *140* : 727-734) actuellement en cours, se propose de comparer le valsartan, le captopril et leur association chez 14 500 patients. Dans l'attente de ses résultats, la non-infériorité des antagonistes des récepteurs de l'angiotensine II n'est pas démontrée et les IEC restent le traitement de première intention.

La prescription concomitante d'aspirine diminue-t-elle l'efficacité des IEC ?

● L'aspirine, en inhibant la synthèse des prostaglandines vasodilatatrices, peut théoriquement réduire certains effets positifs des IEC.

● Dans la méta-analyse de **Latini** (*J. Am. Coll. Cardiol.* 2000 ; *36* : 1801-1807), qui a regroupé 4 études ayant évalué un IEC à la phase aiguë de l'infarctus (**CCS**, **CONSENSUS II**, **GISSI 3** et **ISIS 4**), 86 484 patients prenaient de l'aspirine (160 à 325 mg/jour) et 10 228 n'en recevaient pas. La diminution relative de la mortalité à 30 jours sous IEC (*vs* absence d'IEC) a été de 7 ± 2 % et n'a pas été influencée par la prise d'aspirine (6 ± 3 % *vs* 10 ± 5 % en l'absence d'aspirine ; p = 0,5). Il en a été de même des effets secondaires des IEC (hypotension persistante et insuffisance rénale) qui n'ont pas été plus fréquents sous aspirine.

Statines

Certaines statines diminuent la mortalité ou la morbi-mortalité en prévention primaire et en prévention secondaire. Cependant, les études menées en prévention secondaire faisaient débuter le traitement tardivement après la survenue d'un syndrome coronaire aigu (infarctus ou angor instable). En outre, on sait que les fractions lipidiques sont abaissées lorsqu'elles sont dosées au cours des premiers jours ou semaines suivant la constitution d'un infarctus du myocarde. Ces considérations étaient à la base des recommandations des sociétés savantes qui préconisaient de ne débuter le traitement hypolipémiant que 3 mois après l'infarctus et si l'instauration des mesures hygiéno-diététiques n'avait pas permis d'atteindre les objectifs lipidiques (> 1,30 g/l pour la valeur seuil du LDL-C imposant le traitement et < 1,00 g/l pour la valeur cible à atteindre). La récente étude **HPS** (*Lancet* 2002 ; *360* : 23-33) qui a montré un effet bénéfique de la simvastatine quel que soit le taux de cholestérol initial, ainsi que le caractère tardif et inconstant de l'initiation du traitement constaté dans plusieurs enquêtes de prescription, plaident en faveur de l'utilisation systématique et précoce des statines, dès les premiers jours de l'hospitalisation pour infarctus du myocarde aigu.

Ce qui est acquis

❶ Le taux de prescription d'une statine au 6e mois après l'infarctus est largement insuffisant lorsque le traitement n'a pas été débuté au cours de l'hospitalisation initiale.

- Le programme éducatif **CHAMP** (*Am. J. Cardiol.* 2001 ; *87* : 819-822) et l'étude de **Muhlestein** (*Am. J. Cardiol.* 2001 ; *87* : 257-261) montrent que la prescription précoce d'une statine est le meilleur garant d'une compliance satisfaisante sur le long terme.

- Dans l'étude de cohorte **RIKS-HIA** (*JAMA* 2001 ; *285* : 430-436) qui a porté sur 19 599 patients âgés de moins de 80 ans ayant survécu à un infarctus du myocarde aigu, la prescription d'une statine à la sortie de l'hôpital (5 528 patients), comparée à son absence (14 071 patients), était associée à une baisse de la mortalité à 1 an (4,0 % *vs* 9,3 %) qui restait très significative après ajustement des facteurs confondants (Risque Relatif 0,75 ; p = 0,001). La diminution relative de la mortalité sous statine était du même ordre quels que soient l'âge, le sexe, les caractéristiques cliniques initiales, les antécédents et les médicaments associés.

❷ Les effets pléiotropes des statines, indépendants du taux initial de cholestérol, participent à la stabilisation de la plaque d'athérome.

- Les statines diminuent l'accumulation des lipides oxydés, normalisent la fonction endothéliale, réduisent les réactions inflammatoires à l'intérieur de la plaque, régulent la prolifération des cellules musculaires lisses et la synthèse de la matrice, inhibent l'agrégation plaquettaire et la thrombogénicité sanguine.

Questions non résolues

Faut-il débuter un traitement par statine le plus tôt possible et à quelle dose ?

- De par leurs effets stabilisants de plaque, la prescription précoce d'une statine devrait réduire les complications ischémiques qui émaillent essentiellement l'évolution des premières semaines d'un infarctus du myocarde, ce d'autant que l'instabilité touche non seulement la lésion responsable de la nécrose mais peut avoir un caractère diffus.

- L'étude **MIRACL** (*JAMA* 2001 ; *285* : 1711-1718), menée dans l'angor instable et l'infarctus du myocarde sans onde Q, suggère que l'atorvastatine, prescrite à forte posologie (80 mg/jour) dès le 1er jour de l'hospitalisation, diminue les récidives ischémiques précoces et les indications d'une revascularisation en urgence. À l'inverse, l'étude **FLORIDA** (*Eur. Heart J.* 2002 ; *23* : 1931-1937), qui a inclus 540 patients, n'a pas retrouvé de réduction des épisodes ischémiques enregistrés sur Holter de 48 heures à 6 semaines et à 12 mois, sous fluvastatine prescrite à la dose quotidienne de 80 mg dès l'admission pour infarctus aigu et poursuivie 1 an. En fait, cette étude n'avait pas la puissance statistique suffisante, et seul un grand essai de morbi-mortalité permettra de répondre à la question. L'étude **PRINCESS**, qui devait inclure 3 000 patients, a été interrompue en août 2001 à la suite de l'arrêt de commercialisation de la cérivastatine.

Dérivés nitrés : la controverse

Les dérivés nitrés diminuent la consommation en oxygène du myocarde en réduisant la pré-charge (vasodilatation veineuse), la post-charge (vasodilatation artérielle uniquement avec les posologies élevées) et la contrainte pariétale. La vasodilatation des artères épicardiques peut favoriser le développement de la collatéralité et permet de lutter contre le spasme coronaire. La nitroglycérine a également un effet anti-agrégant plaquettaire. Les travaux de **Jugdutt** (*Circulation* 1988 ; *78* : 906-919) sont en faveur d'une réduction de l'étendue de la nécrose et d'une amélioration de la fonction ventriculaire gauche sous l'effet de l'administration IV précoce de nitroglycérine à la phase aiguë de l'infarctus.

Les nitrés avant l'ère de la thrombolyse

● Une méta-analyse de **Yusuf** (*Lancet* 1988 ; *i* : 1088-1092) a évalué l'effet des dérivés nitrés (trinitrine et nitroprussiate) administrés par voie IV. La perfusion était débutée dans les 24 premières heures de l'infarctus, ajustée pour diminuer la pression artérielle systolique de 10 à 15 % et poursuivie généralement 24 à 48 heures. Par rapport au groupe contrôle, les nitrés IV ont diminué la mortalité de 35 % ($p < 0,001$) mais le bénéfice était surtout net pendant la première semaine et ne s'est pas maintenu ultérieurement.

● Après la publication des résultats négatifs des études **ISIS 4** et **GISSI 3**, on a reproché à cette méta-analyse d'avoir porté sur 10 essais déjà anciens, de méthodologie discutable et aux effectifs réduits (30 à 800 patients, soit en moyenne 200 par étude).

Les nitrés à l'ère de la thrombolyse

● Deux grandes études, **GISSI 3** (*Lancet* 1994 ; *343* : 1115-1122) et **ISIS 4** (*Lancet* 1995 ; *345* : 669-685) ont évalué l'effet des nitrés débutés dans les 24 premières heures de l'infarctus et poursuivis 4 à 6 semaines, chez des patients thrombolysés dans plus de 70 % des cas. Dans l'étude **GISSI 3**, le dérivé nitré administré en IV pendant 24 heures puis relayé par la voie transdermique a été testé en ouvert chez près de 19 000 patients. Dans l'étude **ISIS 4**, le dérivé nitré administré d'emblée *per os* a été comparé au placebo chez 58 000 patients.

Les résultats concordants de ces deux grands essais ont été l'absence d'effet favorable des dérivés nitrés sur la mortalité à la 5e semaine et ultérieurement.

Les seuls éléments positifs, retrouvés dans l'étude **GISSI 3**, ont été une diminution significative de 10 % du taux combiné de décès et dysfonction ventriculaire gauche chez les sujets âgés de plus de 70 ans et chez les femmes, ainsi qu'un effet plus net du lisinopril sur la mortalité lorsque le dérivé nitré lui était associé.

Les conclusions décevantes des études **GISSI 3** et **ISIS 4**, en contradiction avec les résultats positifs de la méta-analyse ancienne, ont conduit à diverses interprétations :

• pour certains, un effet favorable des dérivés nitrés ne peut être exclu mais serait de faible amplitude et masqué par les thérapeutiques associées telles la thrombolyse et l'aspirine.

• pour d'autres, certains biais ont pu affecter les résultats des études **GISSI 3** et **ISIS 4**. Le plus manifeste est l'utilisation hors protocole d'un dérivé nitré chez plus de 50 % des patients du groupe contrôle, à l'origine d'un affaiblissement de la puissance statistique de ces essais. En outre, le résultat final a porté sur l'effet des dérivés nitrés à la 5e semaine et n'a pas tenu compte d'un possible impact favorable du traitement à la phase tout aiguë de l'infarctus. Ainsi, une analyse faite *a posteriori* de l'étude **ISIS 4** a-t-elle montré une baisse significative de la mortalité sous dérivés nitrés pendant les 2 premiers jours. De même, dans l'étude **GISSI 3**, certaines complications précoces ont semblé moins fréquentes sous dérivés nitrés : diminution de 20 % des chocs cardiogéniques et des fibrillations ventriculaires, et de 50 % des ruptures septales.

● La molsidomine, qui possède des propriétés vasodilatatrices semblables à celles des nitrés, n'a pas fait la preuve de son efficacité. Dans l'étude **ESPRIM** (*Lancet* 1994 ; *344* : 91-97), qui a inclus 4 000 patients dans les 24 premières heures d'un infarctus, la linsidomine IV relayée à la 48e heure par la molsidomine *per os* n'a pas modifié la mortalité et les événements cardiaques pendant la phase hospitalière et à un an. Comme pour les études **ISIS 4** et **GISSI 3**, on est frappé par l'utilisation fréquente des dérivés nitrés dans le groupe placebo.

En conclusion, il n'existe pas de preuve formelle en faveur de la prescription systématique des dérivés nitrés dans l'infarctus aigu.

Leur utilisation précoce par voie IV peut être proposée dans un but antalgique et dans certains groupes à haut risque tels l'infarctus compliqué d'insuffisance cardiaque, l'infarctus antérieur étendu, les récidives d'infarctus et l'angor post-infarctus. Par contre, rien ne justifie la prescription systématique au long cours des dérivés nitrés par voie orale ou transdermique.

Magnésium IV : la fin d'une controverse

Les effets bénéfiques potentiels du magnésium sont multiples : effet protecteur sur la cellule ischémiée en limitant notamment la surcharge calcique intracytoplasmique, vasodilatation coronaire et systémique, effet anti-arythmique, effet anti-agrégant plaquettaire. Des travaux expérimentaux suggèrent que l'administration précoce de magnésium à la phase aiguë de l'infarctus diminue les lésions myocardiques liées à la reperfusion.

Jusqu'à la parution de l'étude ISIS 4, l'administration IV de magnésium à la phase aiguë de l'infarctus était justifiée.

● En effet, la méta-analyse de **Horner** (*Circulation* 1992 ; *86* : 774-779), qui a porté sur 8 petits essais regroupant 930 patients au total, a retrouvé, sous magnésium, une diminution de la mortalité de 54 % (p = 0,0006) et une réduction de l'ensemble des troubles du rythme ainsi que des asystoles et dissociations électromécaniques. Ces résultats semblaient confirmés par l'étude **LIMIT 2** (*Lancet* 1992 ; *339* : 1553-1558) qui a inclus 2 316 patients suivis pendant 28 jours. Par rapport au placebo, le sulfate de magnésium IV (bolus de 8 mmol en 5 minutes suivi d'une perfusion de 65 mmol pendant 21 heures) a diminué significativement de 24 % la mortalité globale (7,8 % *vs* 10,3 %) et de 25 % la survenue d'une insuffisance ventriculaire gauche.

Le méga-essai ISIS 4 a cependant détruit les espoirs mis dans le magnésium.

● L'un des bras de cette étude (*Lancet* 1995 ; *345* : 669-685) comportait une randomisation en ouvert chez 58 000 patients, la moitié recevant du sulfate de magnésium IV (bolus de 8 mmol en 15 minutes suivi d'une perfusion de 72 mmol en 24 heures). Le magnésium n'a pas modifié la mortalité à 5 semaines et à un an mais a augmenté significativement l'incidence des insuffisances cardiaques, chocs cardiogéniques, hypotensions artérielles sévères et des épisodes de bradycardie. L'absence d'effet positif sur la mortalité a été retrouvée dans tous les sous-groupes analysés.

La discordance entre les résultats des études LIMIT 2 et ISIS 4 a donné lieu à de nombreux débats contradictoires.

● Ils ont porté sur des différences dans : les populations étudiées (infarctus confirmé chez seulement 65 % des patients de l'étude **LIMIT 2** *vs* 92 % dans l'étude **ISIS 4**), l'utilisation plus fréquente de la thrombolyse dans l'étude **ISIS 4** (ce qui aurait pu masquer le bénéfice du magnésium), la posologie de magnésium légèrement plus importante dans l'étude **ISIS 4** et surtout le délai d'administration plus court dans l'étude **LIMIT 2** (valeur médiane : 3 heures après le début des symptômes *vs* 8 heures dans l'étude **ISIS 4**). Les analyses rétrospectives des différents sous-groupes n'ayant pas convaincu, force est de se rallier aux conclusions de l'étude ayant la plus grande puissance statistique.

L'étude MAGIC a mis fin à la controverse en confirmant l'absence de bénéfice du magnésium IV.

● Dans cet essai (*Lancet* 2002 ; *360* : 1189-1196), le sulfate de magnésium IV débuté dans les 6 premières heures de l'infarctus (bolus de 2 g administré en 15 minutes, suivi d'une perfusion de 17 g en 24 heures) a été comparé en double aveugle au placebo chez 6 213 patients à haut risque car non éligibles pour une stratégie de reperfusion ou éligibles pour une telle stratégie mais âgés de 65 ans ou plus. Le magnésium *vs* placebo n'a pas modifié la mortalité totale au 30e jour (15,3 % *vs* 15,2 % ; Odds Ratio 1,0 ; p = 0,96), y compris après ajustement pour les facteurs de risque susceptibles d'affecter la mortalité. Aucun bénéfice ni effet délétère n'a pu être attribué au magnésium dans 8 sous-groupes de patients ayant fait l'objet d'une analyse prédéfinie ni dans 15 autres sous-groupes analysés *a posteriori*.

On ne peut donc pas recommander l'utilisation systématique du magnésium IV à la phase aiguë de l'infarctus.

Traitement à visée métabolique

Le travail cardiaque requiert un taux élevé de dégradation de l'adénosine triphosphate (ATP). L'ATP est resynthétisée dans les mitochondries grâce à l'énergie issue de la combustion des acides gras, du glucose et des lactates. Les acides gras libres représentent normalement le principal substrat du myocarde puisqu'ils fournissent 60 à 90 % de l'énergie du cœur. En cas d'ischémie myocardique aiguë, on observe une augmentation de la production d'acides gras libres liée aux dérèglements hormonaux (notamment diminution de l'insulinémie et insulino-résistance). Une possibilité thérapeutique consiste à favoriser la production d'ATP à partir du glucose métabolisé en anaérobie, voie peu consommatrice d'oxygène, en supprimant l'oxydation des acides gras, voie plus coûteuse.

Ce qui est acquis

1 L'insulinothérapie précoce et intensive réduit la mortalité à long terme des patients diabétiques.

● Telle est la conclusion de l'étude **DIGAMI** (*J. Am. Coll. Cardiol.* 1995 ; *26* : 57-65) qui a inclus, dans les 24 premières heures d'un infarctus, 620 patients ayant un diabète connu. Par rapport au traitement conventionnel, le maintien d'une glycémie entre 7 et 11 mmol/l grâce à une perfusion de glucose et d'insuline suivie d'injections pluriquotidiennes d'insuline pendant au moins 3 mois, a réduit de 29 % la mortalité à un an (18,6 % *vs* 26,1 % ; p = 0,027). Le bénéfice s'est maintenu avec un suivi moyen de 3,4 ans (*BMJ* 1997 ; *314* : 1512-1515) et le rapport coût-efficacité est plutôt en faveur de l'insulinothérapie (*Eur. Heart J.* 2000 ; *21* : 733-739).

Questions non résolues

Quel est le mécanisme exact des effets bénéfiques de l'insuline ?

● Dans l'étude **DIGAMI**, la réduction de la mortalité sous insuline a été surtout nette (diminution relative de 52 % à 1 an) chez les diabétiques à faible risque cardiovasculaire et qui n'étaient pas préalablement traités par insuline. Il est possible que le bénéfice constaté soit lié à l'arrêt des anti-diabétiques oraux dont les effets potentiellement délétères dans le post-infarctus sont reconnus. L'étude **DIGAMI 2**, actuellement en cours, a pour but de vérifier cette hypothèse.

Le traitement par Glucose-Insuline-Potassium (GIP) est prometteur, y compris chez le non-diabétique.

● Dans l'étude pilote **ECLA-GIP** (*Circulation* 1998 ; *98* : 2227-2234), qui a inclus 407 patients dont 22 % de diabétiques et dont les 2/3 avaient bénéficié d'une stratégie de reperfusion, la perfusion IV de GIP, débutée en moyenne à la 11e heure de l'infarctus et poursuivie pendant 24 heures, a diminué le taux combiné de décès, insuffisance cardiaque sévère et fibrillation ventriculaire non mortelle pendant l'hospitalisation (11,9 % *vs* 20,1 % ; Risque Relatif 0,59 ; 2p = 0,03). Dans la population ayant eu un traitement de reperfusion (essentiellement thrombolyse), la perfusion de GIP a réduit la mortalité hospitalière (5,2 % *vs* 15,2 % ; RR 0,34 ; 2p = 0,01).

● La méta-analyse de **Fath-Ordoubadi** (*Circulation* 1997 ; *96* : 1152-1156) qui a porté sur 9 études randomisées totalisant 1 932 patients traités avant l'ère de la reperfusion myocardique, retrouve une diminution très significative de la mortalité hospitalière après traitement par GIP (16,1 % *vs* 21,0 % ; Odds Ratio 0,72 ; p = 0,004).

Seule une étude clinique menée à large échelle dans l'infarctus aigu reperfusé ou non, pourra confirmer l'intérêt d'inclure ce traitement simple et peu coûteux, dont le principal effet secondaire est un risque accru de phlébite au niveau de la perfusion.

● Dans l'étude randomisée **GIPS** (*American College of Cardiology*, Chicago, 2003) qui a inclus 940 patients (dont 10 % de diabétiques) revascularisés par angioplastie primaire, la perfusion de GIP *vs* placebo a diminué l'élévation enzymatique (p < 0,05) et l'incidence des fractions d'éjection ventriculaire gauche < 30 % (12 % *vs* 18 % ; p < 0,01), mais la baisse de mortalité à 30 jours n'a été significative que chez les patients sans insuffisance cardiaque. À l'inverse, le traitement actif a aggravé le pronostic des patients en classe Killip ≥ 2 (voir p. 93).

Quelle est la place des autres traitements à visée métabolique ?

De nombreux médicaments sont à l'étude et visent à améliorer le métabolisme du myocarde ischémié en réduisant notamment les lésions de reperfusion.

● Outre le magnésium (voir p. 64), nous citerons l'adénosine (étude **LISA** en cours), les inhibiteurs de la pompe Na/H tel l'éniporide qui s'est montré décevant dans l'étude **ESCAMI** (*J. Am. Coll. Cardiol.* 2001 ; *38* suppl E : E1644-E1650), les chélateurs de radicaux libres et des agents anti-inflammatoires. Quant à la trimétazidine, qui inhibe l'acyl CoA acétyl transférase et par conséquent l'oxydation des acides gras, elle a donné des résultats inattendus dans l'étude **EMIP-FR** (*Eur. Heart J.* 2000 ; *21* : 1537-1546). Dans cet essai qui a inclus 19 725 patients randomisés dans les 24 premières heures d'un infarctus aigu et thrombolysés dans 56 % des cas, la trimétazidine, par rapport au placebo, n'a pas modifié la mortalité à 35 jours (12,5 % *vs* 12,5 %). Si elle avait tendance à aggraver la mortalité chez les patients thrombolysés (11,3 % *vs* 10,5 % ; p = 0,15), elle a eu un effet plutôt positif en l'absence de thrombolyse (14,0 % *vs* 15,1 % ; p = 0,14).

Médicaments dont la prescription systématique doit être évitée

Inhibiteurs calciques

- La méta-analyse de **Held** (*BMJ* 1989 ; *299* : 1187-1192) a porté sur 22 essais regroupant environ 18 000 patients randomisés quelques heures à quelques jours après le début de l'infarctus, pour évaluer l'un des inhibiteurs calciques suivants : nifédipine (9 400 patients), diltiazem (3 100 patients), vérapamil (3 500 patients), lidoflazine (1 800 patients). Pris dans leur ensemble, les inhibiteurs calciques, par rapport au groupe contrôle, n'ont pas modifié la mortalité (9,8 % *vs* 9,3 %) ni l'incidence des récidives d'infarctus (4,2 % *vs* 4,6 %). Ces résultats méritent d'être nuancés en fonction de l'inhibiteur calcique utilisé.

- Une tendance défavorable a été retrouvée avec la nifédipine à courte durée d'action dans plusieurs essais telles l'étude **TRENT** (*BMJ* 1986 ; *193* : 1204-1208) et l'étude **SPRINT II** (*Arch. Intern. Med.* 1993 ; *153* : 345-353). Aucun essai n'a cependant évalué les dihydropyridines de dernière génération, à demi-vie longue, à la phase aiguë de l'infarctus.

- En ce qui concerne les inhibiteurs calciques bradycardisants, le diltiazem commencé entre le 3e jour et le 15e jour de l'infarctus dans l'étude **MDPIT** (*N. Engl. J. Med.* 1988 ; *319* : 385-392) qui a inclus 2 466 patients, et le vérapamil débuté entre le 7e et le 15e jour dans l'étude **DAVIT II** (*Am. J. Cardiol.* 1990 ; *66* : 779-785) qui a été menée chez 1 775 patients, ont eu, par rapport au placebo, un effet favorable plus ou moins important sur la mortalité et/ou les récidives d'infarctus à long terme, mais uniquement chez des patients dépourvus d'insuffisance cardiaque ou de dysfonction ventriculaire gauche. Dans le cas contraire, leur effet a été soit nul, soit délétère. L'étude **INTERCEPT** (*Lancet* 2000 ; *355* : 1751-1756), menée chez 874 patients thrombolysés pour un premier infarctus sans dysfonction ventriculaire gauche, a évalué l'intérêt du diltiazem (300 mg à libération prolongée) débuté 36 à 96 heures après la thrombolyse, dans la prévention des récidives ischémiques favorisées par la reperfusion coronaire. Par rapport au placebo, l'inhibiteur calcique a diminué de façon non significative le taux combiné de décès d'origine cardiaque, récidive d'infarctus non mortel ou ischémie myocardique réfractaire au 6e mois (23 % *vs* 30 % ; rapport de risque 0,79 ; p = 0,07), sans modifier la mortalité (1,6 % *vs* 1,4 %) ni les récidives d'infarctus (4 % *vs* 5 %).

Lidocaïne

- Si la lidocaïne peut être utilisée pour traiter les troubles du rythme ventriculaire de la phase aiguë de l'infarctus, elle est susceptible d'entraîner des asystoles et des blocs auriculo-ventriculaires de haut degré. La méta-analyse de **Mac Mahon** (*JAMA* 1988 ; *260* : 1910-1916) qui a inclus 14 essais regroupant 7 165 patients, a mis en évidence une augmentation non significative de 38 % de la mortalité précoce sous lidocaïne. Son utilisation prophylactique n'est donc pas justifiée, y compris à l'ère de la thrombolyse (*Am. Heart J.* 1999 ; *137* : 792-798).

Les indications privilégiées de l'angioplastie primaire

- **Contre-indication à la thrombolyse**
- **Choc cardiogénique et état hémodynamique instable**
- **Patient admis en service de cardiologie interventionnelle**
- **Electrocardiogramme non contributif**
- **Infarctus avec suspicion de thrombose de pontage**
- **Récidive d'infarctus**

Mise au point

LA THÉORIE DE L'ARTÈRE OUVERTE VALIDÉE PAR L'ÉTUDE GUSTO I

Bien que le mécanisme de l'effet bénéfique de la thrombolyse soit connu depuis longtemps, il a fallu attendre l'étude ***GUSTO****, qui a inclus plus de 40 000 patients, pour établir le lien entre le degré de perméabilité coronaire et l'amélioration du pronostic.*

Ce qui est acquis

1 La baisse de mortalité constatée après thrombolyse est liée à la reperméation coronaire, qui permet de limiter l'étendue de l'infarctus et le degré d'altération de la fonction ventriculaire gauche.

- Ceci a été démontré avec la streptokinase dans l'étude **ISAM** (*N. Engl. J. Med.* 1986 ; *314* : 1465-1471), avec le tPA dans l'étude **ECSG** (*Br. Med. J.* 1988 ; *297* : 1374-1379) et avec l'APSAC dans l'étude **APSIM** (*J. Am. Coll. Cardiol.* 1989 ; *13* : 988-997).

2 L'étude angiographique issue de l'étude principale GUSTO I a permis de valider la théorie de l'artère ouverte, en montrant que plus la revascularisation était précoce, complète et soutenue, plus la fonction ventriculaire gauche était préservée et plus la mortalité était diminuée.

- Dans cette étude (*N. Engl. J. Med.* 1993 ; *329* : 1615-1622), 2 431 patients ont été randomisés dans les 6 premières heures de l'infarctus pour recevoir soit de la streptokinase, soit du tPA en perfusion accélérée, soit une association tPA-streptokinase. Après une deuxième randomisation, une coronarographie a été réalisée chez 94 % des patients soit 90 minutes après le début de la thrombolyse (1 167 patients), soit 180 minutes après le début de la thrombolyse (387 patients), soit à la 24e heure (372 patients), soit au 5e-7e jour (349 patients).

- Indépendamment du régime thrombolytique, c'est le degré de perméabilité coronaire précoce (90e minute) qui a influencé directement la mortalité au 30e jour et le devenir de la fonction ventriculaire gauche. Ainsi, la mortalité au 30e jour n'a pas dépassé 4,4 % lorsque la perméabilité était optimale (grade TIMI 3) alors qu'elle atteignait 7,4 % en cas de perméabilité incomplète (grade TIMI 2) et 8,9 % en cas d'occlusion persistante (grade TIMI 0 ou 1). Parallèlement, la fonction ventriculaire gauche a été significativement mieux préservée à la 90e minute et au 5e-7e jour en cas de perméabilité complète précoce comparée à une perméabilité incomplète et aux échecs de la thrombolyse.

- Il faut noter que le bénéfice constaté au 30e jour s'amplifie par la suite : par rapport à une reperfusion coronaire absente ou incomplète, l'obtention précoce d'un flux TIMI 3 entraîne un gain supplémentaire de 5 vies sauvées pour cent entre le 30e jour et la fin de la 2e année (*Circulation* 1998 ; *97* : 1549-1556).

❸ Le tPA en perfusion accélérée s'est montré plus performant que les autres stratégies thrombolytiques.

- Il a permis d'obtenir une perméabilité complète à la 90e minute dans 54 % des cas, proportion significativement supérieure à celle observée avec la streptokinase (environ 30 %) ou avec l'association tPA-streptokinase (38 %). Alors que la perméabilité coronaire contrôlée plus tardivement (180 minutes, 24 heures et 5e-7e jour) était identique quel que soit le régime thrombolytique, c'est le tPA qui s'est montré le plus efficace pour réduire la mortalité au 30e jour.

En conclusion, cette étude fondamentale a permis de montrer que le pronostic de l'infarctus dépend essentiellement de la préservation de la fonction ventriculaire gauche, elle-même liée à la précocité de la reperméation coronaire, à la qualité de son flux et à son maintien. Le tPA améliore la survie par rapport à la streptokinase car il restaure la perméabilité coronaire de façon plus précoce et plus complète.

Mise au point

Caractéristiques des thrombolytiques

Quatre thrombolytiques ont actuellement l'autorisation de mise sur le marché pour le traitement de l'infarctus aigu : la streptokinase, l'altéplase (tPA), la rétéplase (rPA) et le ténecté-plase (TNK-tPA). L'anistréplase (APSAC) a cessé d'être commercialisée en France en 1998.

Streptokinase

Produite par une souche de streptocoque, c'est une protéine exogène qui peut être à l'origine d'allergie. Elle entraîne la lyse du fibrinogène et de la fibrine, avec un abaissement du fibrinogène pendant une douzaine d'heures compte tenu de sa demi-vie longue (environ 20 minutes).

Ce qui est acquis

1 Le protocole d'administration de la streptokinase est unifié : 1,5 MU en perfusion IV sur 60 minutes.

- La formation d'anticorps rend contre-indiquée la réutilisation de la streptokinase plus de 5 jours après une première administration et pendant un minimum de 2 ans. L'association d'héparine (SC ou IV) ne semble pas indispensable d'après les résultats des études **GISSI 2**, **ISIS 3** et **GUSTO I** (voir p. 47).

2 La streptokinase améliore le pronostic de l'infarctus aigu, comme l'ont montré les études GISSI 1 et ISIS 2.

- L'étude italienne **GISSI 1** (*Lancet* 1986 ; *1* : 397-402 et *Lancet* 1987 ; *2* : 871-874) a inclus près de 12 000 patients sans limite d'âge, dont l'infarctus évoluait depuis moins de 12 heures.

Par rapport au traitement conventionnel, la streptokinase a réduit la mortalité hospitalière de 18 % (10,7 % *vs* 13,0 %) et ce bénéfice s'est maintenu à 10 ans. L'amélioration du pronostic a été d'autant plus marquée que la thrombolyse était précoce, avec une réduction maximale de 47 % des décès chez les patients traités dans la première heure de l'infarctus. Un probable effet favorable se dessinait chez les patients traités entre la 6e et la 9e heure. Dans cette étude, l'effet positif de la streptokinase n'a été significatif que pour les infarctus de localisation antérieure ou étendue et la thrombolyse a semblé bénéfique chez les patients âgés de plus de 65 ans.

- L'étude **ISIS 2** (*Lancet* 1988 ; *2* : 349-360) est surtout connue comme le premier grand essai à avoir démontré l'efficacité de l'aspirine à la phase aiguë de l'infarctus. Parmi les 17 000 patients inclus, sans limite d'âge, dans les 24 premières heures d'un infarctus, 8 600 n'ont pas reçu d'aspirine, la moitié étant traités par streptokinase seule et l'autre moitié recevant un placebo. Par rapport au placebo, la streptokinase a diminué la mortalité à la 5e semaine de 23 % (9,2 % *vs* 12,0 %) et ce résultat persistait au 15e mois. L'effet bénéfique a été plus marqué chez les patients traités avant la 4e heure de l'infarctus mais il semblait persister chez ceux traités après la 12e heure. L'amélioration du pronostic a été plus nette dans les sous-groupes à risque : âge > 70 ans, PAS < 100 mmHg, antécédent d'infarctus et localisation antérieure de la nécrose.

APSAC (acyl-streptokinase ou anistréplase)

L'APSAC se distingue de la streptokinase par un mode d'administration plus simple, une plus grande affinité pour la fibrine du thrombus, une demi-vie plasmatique plus longue (environ 90 minutes, ce qui permet de réduire l'incidence des réocclusions précoces) mais aussi un coût nettement supérieur. Comme la streptokinase, elle peut être à l'origine d'allergie.

Ce qui est acquis

1 Le protocole d'administration de l'APSAC consiste en un seul bolus IV de 30 U en 3 à 5 minutes.

● Sa simplicité d'emploi en a fait le thrombolytique de choix dans plusieurs essais de thrombolyse pré-hospitalière (études **EMIP** et **GREAT** : voir p. 85). L'héparinothérapie associée augmente le risque hémorragique et doit être évitée, comme l'a montré l'étude **DUCCS 1** (*J. Am. Coll. Cardiol.* 1994 ; *23* : 11-18).

❷ L'amélioration du pronostic sous APSAC a été affirmée dans l'étude AIMS.

● Dans cette étude (*Lancet* 1990 ; *335* : 427-431), qui a inclus dans les 6 premières heures d'un infarctus 1 258 patients âgés de moins de 70 ans, l'APSAC, par rapport au placebo, a diminué significativement la mortalité de 47 % à un mois (6,4 % *vs* 12,1 %) et de 37 % à un an (11,1 % *vs* 17,8 %). L'effet bénéfique a paru plus net chez les sujets âgés de 65 à 70 ans.

Altéplase (activateur tissulaire du plasminogène ou tPA)

Le tPA est une protéine naturelle fabriquée par recombinaison génétique. Elle agit essentiellement sur la fibrine du caillot et abaisse peu le fibrinogène. Sa demi-vie courte (4 à 8 minutes), la fibrinogénolyse faible et l'activation plaquettaire paradoxale expliquent en partie la fréquence des réocclusions coronaires précoces, ce qui justifie la nécessité de lui associer l'héparine (voir p. 48).

Ses principaux inconvénients sont un risque hémorragique légèrement supérieur à celui de la streptokinase et un coût du traitement 8 fois plus élevé.

Ce qui est acquis

❶ Le protocole d'administration du tPA est désormais standardisé.

● L'administration dite accélérée (90 minutes) consiste en un bolus IV de 15 mg suivi d'une perfusion de 0,75 mg/kg en 30 minutes (avec un maximum de 50 mg) puis 0,5 mg/kg en 60 minutes (avec un maximum de 35 mg). La dose maximale ne doit donc pas dépasser 100 mg. On doit lui associer une héparinothérapie pendant 24-48 heures (voir p. 48).

● Les résultats regroupés de 4 études, dont l'étude **RAAMI** (*J. Am. Coll. Cardiol.* 1992 ; *20* : 17-23), ont montré une nette amélioration de la perméabilité coronaire avec le tPA accéléré par rapport au tPA administré sur 3 heures tel qu'il était utilisé dans les premiers grands essais cliniques. Quant au double bolus de tPA évalué dans l'étude **COBALT** (*N. Engl. J. Med.* 1997 ; *337* : 1124-1130), qui a inclus 7 169 patients, il avait tendance à être délétère, par rapport au tPA accéléré, avec notamment une majoration non significative des hémorragies cérébrales.

❷ L'amélioration du pronostic après thrombolyse par tPA a été mise en évidence dans l'étude ASSET.

● Dans cet essai (*Lancet* 1988 ; *2* : 525-530) qui a inclus 5 011 patients âgés de moins de 75 ans randomisés dans les 5 premières heures d'un infarctus, le tPA (100 mg en 3 heures), par rapport au placebo, a diminué la mortalité à un mois de 26 % (7,2 % *vs* 9,8 %) au prix d'un excès d'hémorragies majeures (1,4 % *vs* 0,4 %) sans modifier l'incidence globale des accidents vasculaires cérébraux. L'effet du tPA a été particulièrement net dans la tranche d'âge 66-75 ans (réduction de 34 % de la mortalité à un mois).

Rétéplase (rPA)

La rétéplase est un activateur du plasminogène recombinant dont la structure est différente du tPA natif par délétion de 3 domaines spécifiques de la protéine. Sa demi-vie plasmatique plus longue (14 à 18 minutes) autorise une administration en double bolus. Comme le tPA, il est produit par génie génétique, ce qui explique son coût élevé.

Ce qui est acquis

❶ Le mode d'administration de la rétéplase est simple : il consiste en 2 bolus IV (en 1 à 2 minutes) de 10 MU, chacun à 30 minutes d'intervalle.

❷ En tant que nouveau thrombolytique, la rétéplase n'a pas fait l'objet d'une étude d'efficacité *vs* placebo.

- Il a néanmoins été comparé à la streptokinase et au tPA dans des études de mortalité (voir p. 81).

Ténectéplase (TNK-tPA)

Le TNK-tPA est un variant du tPA comportant des substitutions en 3 sites différents qui expliquent une demi-vie prolongée (environ 20 minutes), une fibrinospécificité accrue (d'environ 14 fois) et une résistance au PAI-1 (son inhibiteur naturel) multipliée par 200. Compte tenu de sa demi-vie prolongée, son administration peut s'effectuer sous forme de bolus.

Ce qui est acquis

❶ Le mode d'administration consiste en 1 seul bolus IV adapté au poids du patient (30 à 50 mg au total).

- Posologie du bolus unique :
  - 30 mg si < 60 kg
  - 35 mg si 60 à 69 kg
  - 40 mg si 70 à 79 kg
  - 45 mg si 80 à 89 kg
  - 50 mg si ≥ 90 kg
- Tout comme pour l'altéplase et la rétéplase, il convient d'y associer une héparinothérapie IV adaptée au poids (voir p. 48).

❷ Le TNK-tPA, dernier-né parmi les agents thrombolytiques, n'a pas fait l'objet d'une étude d'efficacité *vs* placebo.

- Il a été comparé au tPA dans l'étude de mortalité **ASSENT 2** (voir p. 81).

Mise au point

EFFICACITÉ COMPARÉE DES THROMBOLYTIQUES

Nous comparerons successivement les effets des différents thrombolytiques sur la perméabilité coronaire et le pronostic.

Effets sur la perméabilité coronaire

On sait depuis l'étude **GUSTO** que seule une perméabilité complète (grade TIMI 3), précoce et persistante, est susceptible d'améliorer le pronostic de l'infarctus. Au-delà de 3 heures après la thrombolyse, la perméabilité coronaire est sensiblement identique quel que soit le thrombolytique utilisé.

Ce qui est acquis

1 Le tPA accéléré est supérieur à la streptokinase mais n'assure une perméabilité complète et précoce que chez 1 patient sur 2 environ.

- Dans l'étude angiographique **GUSTO** (*N. Engl. J. Med.* 1993 ; *329* : 1615-1622), une perméabilité complète à la 90e minute a été retrouvée chez 54 % des patients traités par tPA et chez seulement 30 % de ceux traités par streptokinase (p < 0,001). L'incidence des réocclusions coronaires (évaluées au 5e-7e jour) a été faible (environ 6 %) et non différente entre tPA et streptokinase qui étaient tous deux associés à l'aspirine et à l'héparine.

2 Le tPA accéléré est également supérieur à l'APSAC.

- Dans l'étude **TAPS** (*J. Am. Coll. Cardiol.* 1992 ; *19* : 885-891), une perméabilité complète a été retrouvée dans 54 % des cas à la 60e minute de la thrombolyse par tPA (*vs* 40 % après

APSAC) et dans 72 % des cas à la 90e minute (*vs* 54 % après APSAC). Cependant, les réocclusions précoces (24-48e heure) ont été plus rares avec l'APSAC (2,5 % *vs* 10,3 % avec le tPA).

● L'étude **TIMI 4** (*J. Am. Coll. Cardiol.* 1994 ; *24* : 1602-1610) a rapporté des résultats voisins : taux de perméabilité complète à la 90e minute de 60 % après tPA accéléré (*vs* 43 % après APSAC) et incidence des réocclusions plus faible avec l'APSAC (2,2 % *vs* 8,8 % après tPA entre la 18e et la 36e heure).

3 L'APSAC semble légèrement supérieur à la streptokinase.

● Dans l'étude **TEAM 2** (*Circulation* 1991 ; *83* : 126-140), le taux de perméabilité TIMI 3 a été de 60 % après APSAC *vs* 53 % sous streptokinase lors du contrôle effectué entre la 90e et la 240e minute, mais la différence n'était pas significative.

4 La rétéplase améliore la perméabilité coronaire précoce par rapport au tPA accéléré.

● Dans l'étude **RAPID II** (*Circulation* 1996 ; *94* : 891-898), une perméabilité complète à la 90e minute a été obtenue dans 59,9 % des cas avec la rétéplase *vs* 45,2 % avec le tPA accéléré ($p = 0,01$).

5 Le TNK-tPA assure une perméabilité coronaire équivalente à celle du tPA accéléré.

● Dans l'essai **TIMI 10B** (*Circulation* 1998 ; *98* : 2805-2814), un flux TIMI 3 à la 90e minute a été obtenu dans 62,8 % des cas après TNK-tPA 40 mg et dans 62,7 % des cas après perfusion accélérée de tPA.

Effets sur la mortalité

Ce qui est acquis

1 Le tPA accéléré améliore le pronostic par rapport à la streptokinase.

● Il a fallu attendre l'étude **GUSTO I** pour confirmer ce point. Précédemment, 2 grands essais, l'étude **GISSI 2** (*Lancet* 1990 ;

336 : 65-71) qui avait inclus 12 490 patients et l'étude **ISIS 3** (*Lancet* 1992 ; *339* : 753-770) menée chez 41 299 patients, n'avaient pas montré de différence de mortalité entre les 2 thrombolytiques. Cependant, le tPA était administré sur 3 ou 4 heures et sans héparinothérapie immédiate.

● Dans l'étude **GUSTO I** (*N. Engl. J. Med.* 1993 ; *329* : 673-682), 10 396 patients ont reçu du tPA en mode accéléré associé d'emblée à une héparinothérapie IV, cependant que 20 251 patients étaient traités par streptokinase associée à l'héparine SC ou IV. Le tPA, par rapport à la streptokinase, a diminué significativement la mortalité au 30e jour (6,3 % *vs* 7,3 %) et le taux cumulé de décès ou accident vasculaire cérébral invalidant (6,9 % *vs* 7,8 %). Ainsi, bien qu'il augmente le taux d'accidents vasculaires cérébraux hémorragiques, le bénéfice net du tPA est de 9 vies sauvées sans accident vasculaire cérébral invalidant pour 1 000 patients traités. La différence de mortalité initiale a persisté tout au long du suivi jusqu'à un an (*Circulation* 1996 ; *94* : 1233-1238). Le bénéfice relatif a été plus marqué pour les infarctus de localisation antérieure, les patients âgés de moins de 75 ans et les infarctus thrombolysés avant la 2e heure. Malgré un prix initial élevé, le rapport coût-efficacité du tPA sur le long terme apparaît plus favorable que celui de la streptokinase, en particulier chez les patients à haut risque (*N. Engl. J. Med.* 1995 ; *332* : 1418-1424).

❷ L'APSAC n'améliore pas le pronostic par rapport à la streptokinase.

● C'est ce qui ressort de l'étude **ISIS 3** (*Lancet* 1992 ; *339* : 753-770) dans laquelle 13 773 patients ont reçu de l'APSAC et 13 780 de la streptokinase. Alors que l'on pouvait attendre un effet positif de l'APSAC compte tenu de ses performances en matière de perméabilité coronaire, la mortalité et les récidives d'infarctus au 35e jour et au 6e mois n'ont pas été différentes avec les deux thrombolytiques. Ces résultats décevants pourraient être liés à l'excès d'accidents vasculaires cérébraux hémorragiques, d'hypotensions et de réactions allergiques constaté avec l'APSAC par rapport à la streptokinase. Notons cependant que dans cette étude, la moitié des patients ont reçu également de l'héparine (en sus de l'aspirine), cette association ayant pu majorer le risque hémorragique de l'APSAC (voir p. 75).

❸ La rétéplase n'a pas confirmé sa supériorité par rapport au tPA accéléré.

● Dans l'étude **INJECT** (*Lancet* 1995 ; *346* : 329-336), la rétéplase n'a pas réduit la mortalité au 35e jour et au 6e mois par rapport à la streptokinase mais cette étude qui n'avait inclus que 6 000 patients était un essai d'équivalence.

● L'étude **GUSTO III** (*N. Engl. J. Med.* 1997 ; *337* : 1118-1123) qui a été menée chez 15 060 patients, n'a pas montré de différence significative entre rétéplase et tPA accéléré en ce qui concerne la mortalité au 30e jour (7,47 % *vs* 7,24 %) ou le taux cumulé de décès et accidents vasculaires cérébraux invalidants (7,89 % *vs* 7,91 %) et la survie à 1 an est restée identique (*Circulation* 2000 ; *102* : 1761-1765).

❹ Le TNK-tPA est équivalent au tPA en termes de pronostic et de sécurité d'emploi.

● Dans l'étude **ASSENT 2** (*Lancet* 1999 ; *354* : 716-722), qui a inclus près de 17 000 patients thrombolysés avant la 6e heure, un bolus unique de ténectéplase comparé à une perfusion accélérée d'altéplase a donné des résultats semblables au 30e jour en ce qui concerne la mortalité (6,18 % *vs* 6,15 %), le taux de décès ou accident vasculaire cérébral non mortel (7,11 % *vs* 7,04 %), l'incidence des hémorragies intracrâniennes (0,93 % *vs* 0,94 %). Le TNK-tPA a été supérieur au tPA chez les patients traités après la 4e heure de l'infarctus (mortalité à 30 jours : 7,0 % *vs* 9,2 % ; p = 0,018), ce qui pourrait s'expliquer par la fibrinospécificité plus grande du ténectéplase à l'origine d'une meilleure dissolution de la fibrine des caillots plus anciens.

❺ Les associations de thrombolytiques améliorent la reperfusion coronaire par rapport à la streptokinase mais augmentent sensiblement le risque hémorragique.

● Les avantages théoriques de l'association de thrombolytiques regroupent la synergie d'action, une perméabilité coronaire améliorée, la prévention des réocclusions et une réduction du coût du traitement.

● Les espoirs suscités par différentes associations évaluées dans plusieurs études dont **KAMIT** (*Circulation* 1991 ; *84* : 540-549) et **TAMI 5** (*Circulation* 1991 ; *83* : 1543-1556) ont été démentis par les résultats de l'étude **GUSTO**. Dans cet essai, l'association tPA-streptokinase, utilisée à dose réduite chez 10 374 patients, n'a assuré une perméabilité coronaire complète et précoce que chez 38 % des patients sans qu'on observe de réduction du taux de réocclusion coronaire au 5e-7e jour. En outre, l'association de thrombolytiques par rapport à la streptokinase seule, n'a pas diminué la mortalité au 30e jour mais a augmenté le risque d'hémorragie cérébrale.

Mise au point

THROMBOLYSE EN FONCTION DE L'ÂGE

L'âge représente un facteur pronostique essentiel de l'infarctus aigu. En l'absence de thrombolyse, la mortalité au 35e jour rapportée dans la méta-analyse du ***FTT collaborative group*** *(voir p. 13) ne dépasse pas 4,6 % avant 55 ans mais atteint 8,9 % pour la tranche d'âge 55-64 ans, 16,1 % entre 65 et 74 ans et 25 % chez les patients de plus de 75 ans.*

Ce qui est acquis

1 Le bénéfice de la thrombolyse, bien que plus net chez le sujet jeune lorsqu'on l'exprime en diminution relative de la mortalité, est en fait plus important chez le sujet âgé de 65 à 74 ans lorsqu'on considère la réduction absolue de la mortalité.

- Le bénéfice absolu est ainsi de 27 vies sauvées pour 1 000 patients traités âgés de 65 à 74 ans *vs* 11 pour 1 000 avant 55 ans et 18 pour 1000 entre 55 et 64 ans.

2 La thrombolyse est responsable d'un surcroît modeste d'accidents vasculaires cérébraux (1,2 % *vs* 0,8 % soit 4 accidents vasculaires cérébraux supplémentaires pour 1 000 patients traités) mais ce risque augmente avec l'âge.

- Cet excès n'est constaté que les 2 premiers jours et est attribué à la survenue d'une hémorragie cérébrale. Il est indéniable que le risque hémorragique augmente avec l'âge : l'excès d'accidents vasculaires cérébraux précoces est de 0,6 pour 1000 avant 55 ans mais atteint 5,4 pour 1000 entre 55 et 64 ans, 4,1 pour 1000 entre 65 et 74 ans et 10,2 pour 1000 chez les patients de plus de 75 ans. Il n'en demeure pas moins que la baisse de mortalité entre le 2e et le 35e jour est en faveur d'un bénéfice net de la thrombolyse, tout au moins avant 75 ans.

❸ L'âge influence peu le choix du thrombolytique sauf, peut-être, chez les patients de plus de 85 ans.

● Plusieurs essais comparatifs (études **ISIS 3**, **GUSTO I**) ont mis en évidence un surcroît d'accidents vasculaires cérébraux avec le tPA et l'APSAC par rapport à la streptokinase et cet excès s'accentue avec l'âge. Cependant, dans l'étude **GUSTO I** (*Circulation* 1996 ; *94* : 1826-1833), le tPA en perfusion accélérée s'est montré plus efficace que la streptokinase ou l'association des deux pour diminuer le taux combiné de décès ou accident vasculaire cérébral invalidant et ce quel que soit l'âge, sauf chez les patients de plus de 85 ans. C'est dans la tranche d'âge 75-85 ans que la supériorité du tPA (*vs* streptokinase) était la plus évidente avec 17 décès ou accidents vasculaires cérébraux invalidants évités pour 1 000 patients traités *vs* 5 événements évités chez les moins de 65 ans. Au-delà de 85 ans, c'est la streptokinase associée à l'héparine SC qui a eu tendance à diminuer ce risque ainsi que la mortalité à un an (40,3 % *vs* 47 % avec le tPA), mais le faible nombre de patients concernés (412 soit 1 % du total des inclusions de l'étude **GUSTO**) n'autorise aucune conclusion définitive.

❹ Il importe surtout de retenir que, malgré la thrombolyse, l'aspirine et les bétabloquants, le pronostic de l'infarctus s'aggrave rapidement avec l'âge.

● Dans l'étude **GUSTO I**, la mortalité à un mois est de 3,0 % avant 65 ans, 9,5 % entre 65 et 74 ans, 19,6 % entre 75 et 85 ans et 30,3 % au-delà de 85 ans. Ces chiffres soulignent la nécessité de trouver une thérapeutique plus efficace chez le patient âgé.

Question non résolue

● Faut-il thrombolyser après 75 ans ?

● Plus du tiers des malades hospitalisés pour infarctus du myocarde ont > 75 ans (*Circulation* 2000 ; *101* : 2224-2226). Il n'existe, cependant, aucune étude randomisée spécifiquement dédiée à cette population. Dans la méta-analyse du **FTT collaborative group** (*Lancet* 1994 ; *343* : 311-322), le bénéfice de la thrombolyse au-delà de 75 ans représente 10 vies sauvées pour 1 000 patients traités mais n'apparaît pas significatif. L'actualisation récente de cette méta-analyse (*Lancet* 2000 ; *356* : 2028-2030) qui porte sur les seuls patients > 75 ans ayant des critères d'éligibilité stricts pour la thrombolyse (infarctus de moins de 12 heures, sus-décalage du segment ST ou bloc de branche gauche récent), montre que le traitement permet de sauver 34 vies pour 1 000 patients traités (mortalité : 26,0 % *vs* 29,4 % ; p = 0,03). À l'inverse, l'analyse rétrospective, donc critiquable, d'une cohorte de 7 864 patients, menée par **Thiermann** (*Circulation* 2000 ; *101* : 2239-2246) retrouve une surmortalité significative à 30 jours, liée à la thrombolyse, chez les patients âgés de plus de 75 ans.

● Dans l'attente d'un essai randomisé comparant thrombolyse, angioplastie primaire et placebo, les recommandations actuelles restent valables : l'âge avancé ne constitue pas, en soi, une contre-indication à la thrombolyse.

Thrombolyse pré-hospitalière

La thrombolyse pré-hospitalière accroît le bénéfice du traitement en raccourcissant le délai entre le début des symptômes et la réouverture de l'artère.

● Les principaux essais de thrombolyse pré-hospitalière regroupent les études **TEAHAT** (*Am. J. Cardiol.* 1990 ; *65* : 401-407), **MITI** (*J. Am. Med. Ass.* 1993 ; *270* : 1211-1216), **GREAT** (*J. Am. Coll. Cardiol.* 1994 ; *23* : 1-5) et surtout **EMIP** (*N. Engl. J. Med.* 1993 ; *329* : 383-389).

● L'étude **EMIP** a été menée chez 5 469 patients sans limite d'âge, randomisés dans les 6 premières heures d'un infarctus aigu. La thrombolyse par APSAC (bolus IV de 30 U en 5 minutes) a été réalisée au domicile (2 750 patients) ou à l'arrivée à l'hôpital (2 719 patients). La thrombolyse pré-hospitalière a permis de gagner 55 minutes (valeur médiane), l'injection d'APSAC étant réalisée 130 *vs* 190 minutes après le début des symptômes. Elle a diminué de façon non significative la mortalité globale au 30e jour (9,7 % *vs* 11,1 %) et de façon significative la mortalité d'origine cardiaque à la fin de la période hospitalière (8,3 % *vs* 9,8 %).

...

Thrombolyse pré-hospitalière (*suite*)

...

Cette étude a démontré la faisabilité et la sécurité de la thrombolyse pré-hospitalière lorsqu'elle était réalisée par une équipe médicale rompue aux techniques de réanimation et disposant du matériel nécessaire (notamment défibrillateur). Malgré un gain de temps voisin d'une heure, la baisse de la mortalité globale n'apparaissait pas significative. Le bénéfice peut avoir été masqué par le délai particulièrement court (15 minutes) dans le groupe contrôle, entre l'admission du patient à l'hôpital et l'injection du thrombolytique, délai qui ne reflète pas la réalité de la pratique quotidienne. Lorsque le gain de temps obtenu grâce à la thrombolyse pré-hospitalière était > à 90 minutes, la réduction de la mortalité globale au 30ᵉ jour atteignait 42 % et devenait significative.

● Dans l'étude **GREAT** (*J. Am. Coll. Cardiol.* 1994 ; *23* : 1-5) qui se distinguait des autres études par un gain de temps supérieur à 2 heures, la thrombolyse pré-hospitalière a diminué la mortalité de 52 % à 1 an (10,4 % *vs* 21,6 % ; p = 0,007), avec maintien du bénéfice absolu à 5 ans (mortalité : 25 % *vs* 36 % ; p < 0,025) (*J. Am. Coll. Cardiol.* 1997 ; *30* : 1181-1186).

● La méta-analyse de **Morrison** (*JAMA* 2000 ; *283* : 2686-2692) portant sur 6 études randomisées ayant inclus 6 434 patients au total, montre que la thrombolyse pré-hospitalière permet de gagner environ 1 heure et s'accompagne d'une diminution significative de la mortalité hospitalière de 17 % en valeur relative, par rapport à la thrombolyse réalisée à l'arrivée à l'hôpital.

Thrombolyse tardive

Le délai d'application de la thrombolyse peut être étendu à 12 heures.

● L'intérêt d'une thrombolyse tardive, c'est-à-dire réalisée après la 6e heure de l'infarctus, a été évalué spécifiquement dans les études TAMI 6 (*Circulation* 1992 ; *85* : 2090-2099), EMERAS (*Lancet* 1993 ; *342* : 767-772) et surtout dans l'étude LATE (*Lancet* 1993 ; *342* : 759-766).

● L'étude LATE a porté sur 5 711 patients dont l'infarctus évoluait depuis 6 à 24 heures. Ils ont été randomisés pour recevoir soit du tPA (100 mg IV en 3 heures), soit un placebo et le traitement associé comportait de l'aspirine *per os*, de l'héparine IV et un bétabloquant *per os*. Le tPA a réduit la mortalité au 35e jour uniquement chez les patients traités entre la 6e et la 12e heure : 8,9 % *vs* 12,0 % soit une réduction relative de 25 % (p = 0,02).

Si cette étude montre clairement que le délai d'application de la thrombolyse peut être étendu à 12 heures, le mécanisme du bénéfice lié à la repermeation coronaire tardive reste discuté : soit diminution de l'étendue de la nécrose (erreur dans l'appréciation du temps écoulé depuis le début de l'occlusion complète ; occlusion intermittente ; présence d'une circulation collatérale ; préconditionnement myocardique), soit limitation du remodelage ventriculaire gauche.

Perfusion coronaire
La classification TIMI

Grade 0 (absence de perfusion) : absence de flux antérograde du produit de contraste au-delà de l'occlusion.

Grade 1 (perfusion minime) : présence au-delà de l'occlusion d'un flux antérograde très faible, incapable d'opacifier entièrement le lit distal de la coronaire.

Grade 2 (perfusion incomplète) : présence au-delà du rétrécissement d'un flux antérograde qui opacifie entièrement le lit distal de la coronaire, mais de façon ralentie (par rapport au segment proximal ou aux autres artères normales).

Grade 3 (perfusion complète) : flux antérograde normal et non ralenti au-delà du rétrécissement.

Pour simplifier, les grades 0 et 1 correspondent à des artères coronaires occluses et les grades 2 et 3, à des artères coronaires perméables, mais seul le grade 3 traduit une perfusion optimale.

F. Sheehan, E. Braunwald, P. Canner *et al.*
The effect of intravenous thrombolytic therapy on left ventricular function : a report on tissue-type plasminogen activator and streptokinase from the Thrombolysis in Myocardial Infarction (TIMI phase I) trial (*Circulation* 1987 ; 75 : 817-829).

Les raisons des échecs de la thrombolyse

- Une perméabilité coronaire intermittente, se traduisant par une fluctuation du segment ST souvent asymptomatique, survient chez près d'un tiers des patients.
- L'effet prothrombotique paradoxal est à l'origine de réocclusions.
- La thrombolyse laisse persister une sténose résiduelle qui, si elle est très serrée, expose aux réocclusions et à la détérioration de la fonction ventriculaire gauche.
- La réocclusion coronaire survient chez 8 à 12 % des patients pendant la phase hospitalière et chez 15 à 25 % pendant la 1re année. Elle annule le bénéfice initial d'une thrombolyse réussie.
- La reperfusion coronaire n'est pas synonyme de reperfusion myocardique. En confrontant les données angiographiques et de l'échographie de contraste, **Ito** (*Circulation* 1992 ; *85* : 1699-1705) retrouve l'absence de flux à l'échelon tissulaire 1 fois sur 4 malgré l'obtention d'une perméabilité coronaire complète.

Contre-indications de la thrombolyse

Selon les recommandations de l'ACC/AHA

(*J. Am. Coll. Cardiol.* 1999 ; *34* : 890-911)

● Contre-indications absolues

- Accident vasculaire cérébral hémorragique quelle qu'en soit l'ancienneté.
- Accident vasculaire cérébral ischémique dans l'année précédente.
- Néoplasie intracrânienne connue.
- Hémorragie interne active (à l'exclusion des saignements menstruels).
- Suspicion de dissection aortique.

● Contre-Indications relatives

- Hypertension artérielle sévère à l'admission, non contrôlée (> 180/110 mmHg).
- Pathologie intracérébrale autre que celles figurant dans les contre-indications absolues.
- Traitement anticoagulant avec INR > 2-3 ; diathèse hémorragique connue.
- Traumatisme récent (2 à 4 semaines), incluant les traumatismes crâniens.
- Ponction récente d'un vaisseau non compressible.
- Hémorragie interne récente (2 à 4 semaines).
- Grossesse.
- Ulcère peptique actif.
- Hypertension artérielle permanente.
- Pour la streptokinase et l'anistréplase : utilisation préalable (surtout entre 5 jours et 2 ans) ou allergie préalable.

Contre-indications de la thrombolyse

Selon les recommandations de la Société Européenne de Cardiologie (*Eur. Heart J.* 2003 ; *24* : 28-66)

Contre-indications absolues

- AVC hémorragique ou AVC d'origine inconnue, quelle qu'en soit l'ancienneté.
- AVC ischémique dans les 6 mois précédents.
- Lésion ou néoplasme du système nerveux central.
- Traumatisme majeur, chirurgie ou traumatisme crânien récent (dans les 3 semaines précédentes).
- Hémorragie gastro-intestinale dans le mois précédent.
- Maladie hémorragique connue.
- Dissection aortique.

Contre-indications relatives

- Accident ischémique transitoire dans les 6 mois précédents.
- Traitement anticoagulant oral.
- Grossesse ou 1re semaine du post-partum.
- Ponction de vaisseaux non compressibles.
- Ressuscitation traumatique.
- Hypertension réfractaire (pression artérielle systolique > 180 mmHg).
- Maladie hépatique évoluée.
- Endocardite infectieuse.
- Ulcère peptique actif.

Impact du diabète sur la qualité de la reperfusion coronaire

- À partir des études **TIMI 4, 10A, 10B** et **14, Angeja** (*Am. Heart J.* 2002 ; *144* : 649-656) a analysé le flux coronaire et les paramètres ECG chez les 2 588 patients ayant eu une coronarographie 90 minutes après une thrombolyse IV associée à une angioplastie.

- Par rapport aux patients non diabétiques, les 347 diabétiques étaient plus âgés, plus souvent de sexe féminin et hypertendus, et avaient une fréquence accrue de : lésions tritronculaires, collatéralité développée, lésions responsables distales, artères de petit calibre.

- Le diabète n'a pas influencé la qualité de la reperfusion épicardique ni après thrombolyse (flux TIMI 3 à 90 minutes : 55,4 % *vs* 59,0 % en l'absence de diabète) ni après angioplastie (83,7 % *vs* 84,2 %).

- En contraste, la disparition complète du sus-décalage du segment ST, qui reflète la qualité de la reperfusion au niveau de la microcirculation coronaire, a été significativement plus rare chez les diabétiques (38,6 % *vs* 49,2 % ; p ajusté = 0,04). Cette altération de la perfusion myocardique pourrait expliquer, au moins en partie, le pronostic plus sombre de l'infarctus chez le diabétique.

Insuffisance cardiaque : Classification de Killip
(*Am. J. Cardiol.* 1967 ; *20* : 457-464)

Classe 1 : Absence de râles crépitants et de galop B3

Classe 2 : Râles crépitants dans la moitié inférieure des poumons ou présence d'un galop B3

Classe 3 : Râles crépitants occupant plus de la moitié des poumons

Classe 4 : État de choc

Ordonnance de sortie après un infarctus du myocarde non compliqué

- Règles hygiéno-diététiques : arrêt du tabac, exercice physique, régime de type méditerranéen.
- Correction des facteurs de risque.
- Dérivé nitré par voie sublinguale, à garder à portée de main et à prendre en cas de douleur angineuse.
- Aspirine : 75-100 mg/jour au long cours.
- Clopidogrel : 75 mg/jour pendant au moins 9 mois.
- Bétabloquant au long cours.
- Statine au long cours, en visant un taux de LDL-C < 1 g/l.
- IEC - en cas de dysfonction VG, diabète ou HTA non contrôlée ;
  - systématique pour de nombreux auteurs.

Liste des médicaments évalués dans les études

Dénomination commune	Spécialités Pharmaceutiques
Antagonistes de l'angiotensine II	
Losartan	Cozaar® [OPTIMAAL]
Valsartan	Nisis®, Tareg® [VALIANT]
Anti-GP IIb/IIIa	
Abciximab	Réopro® [ADMIRAL, ASSENT 3, CADILLAC, EPIC, EPISTENT, GRAPE, GUSTO V, ISAR 2, RAPPORT, SPEED, TAMI 8, TIMI 14]
Eptifibatide	Intégrilin® [IMPACT-AMI]
Lamifiban	*non commercialisé* [PARADIGM]
Tirofiban	Agrastat® [TARGET, TETAMI]
Anti-vitamines K	
Warfarine	Coumadine® [APRICOT-2]
Aspirine	Aspirine®, Aspégic®, Aspro®, Catalgine®, Claragine®, Kardégic®, Rhonal®, Sargépirine®, Solupsan® [Méta-analyse de Roux, ISIS 2, JAMIS]
Bétabloquants	
Aténolol	Aténolol GNR®, Aténolol MSD®, Bétatop Gé®, Ténormine®, Xaten® [ISIS 1]
Métoprolol	Lopressor®, Séloken® [Göteborg Metoprolol Trial, MIAMI, TIMI IIB]
Carvédilol	Krédex® [CAPRICORN]

Dérivés nitrés et apparentés

Dérivé nitré oral	Langoran®, Monicor LP®, Risordan LP® [ISIS 4]
Dérivé nitré transdermique	Cordipatch®, Diafusor®, Discotrine®, Nitriderm TTS®, Trinipatch® [GISSI 3]
Molsidomine	Corvasal® [ESPRIM]
Trinitrine IV	Lénitral® [méta-analyse de Yusuf, GISSI 3]

Héparine

Héparine non fractionnée	Calciparine®, Héparine Choay®, Héparine sodique Léo® et Panpharma®, Héparine sodique Soludia® [Méta-analyse de Collins, ECSG 6, GISSI 2, GUSTO I, HART I, ISIS 3]
Héparine de bas poids moléculaire	
Daltéparine	Fragmine® [ASSENT PLUS]
Enoxaparine	Lovénox® [AMI-SK, ASSENT 3, ASSENT 3 PLUS, HART, TETAMI]

IEC

Captopril	Captirex®, Captolane®, Captopril GNR®, Captopril MSD®, Captopril RPG®, Lopril®, Oltens® [CATS, CCS 1, ISIS 4, OPTIMAAL, PRACTICAL, SAVE, VALIANT]
Enalapril	Rénitec® [PRACTICAL, CONSENSUS II]
Fosinopril	Fozytec® [FAMIS]
Lisinopril	Prinivil®, Zestril® [GISSI 3]
Ramipril	Triatec® [AIRE, HEART]
Trandolapril	Gopten®, Odrik® [TRACE]
Zofénopril	Zofénil® [SMILE]

Inhibiteurs Calciques

Diltiazem	Bitildiem®, Deltazen®, Dilrène LP®, Diltiazem-MSD®, Monotildiem®, Tildiem® [MDPIT, INTERCEPT]
Nifédipine à libération immédiate	Adalate® [SPRINT II, TRENT]
Vérapamil	Isoptine®, Vérapamil-Ratiopharm® [DAVIT II]

Inhibiteurs directs de la thrombine

Argatroban	*non commercialisé* [AMI, ARGAMI, MINT]
Bivalirudine	*non commercialisé* [HERO 1, HERO 2]
Hirudine	*non commercialisé* [GUSTO IIA, GUSTO IIB, HIT III, HIT IV, TIMI 9A, TIMI 9B]

Inhibiteurs du facteur Xa

Pentasaccharide synthétique	Arixtra® [PENTALYSE]

Insuline

se référer au VIDAL
[Méta-analyse de Fath-Ordoubadi, DIGAMI, ECLA-GIP]

Lidocaïne IV

Xylocard®, Chlorydrate de lidocaïne B Braun®
[Méta-analyse de Mac Mahon]

Magnésium (sulfate de)

Magnésium sulfate Aguettant®, Lavoisier®, Renaudin®, Spasmag®
[Méta-analyse de Horner, ISIS 4, LIMIT 2, MAGIC]

Statines

Atorvastatine	Tahor® [MIRACL]
Cérivastatine	*non commercialisé* [PRINCESS]
Fluvastatine	Fractal®, Lescol® [FLORIDA]

Thiénopyridines

Ticlopidine	Ticlid® [FANTASTIC, ISAR 1, MATTIS, STARS]
Clopidogrel	Plavix® [Méta-analyse de Bhatt, Étude de Müller, CLASSICS, CURE, PCI-CURE, CREDO]

Thrombolytiques

Altéplase	Actilyse® [ASSENT 1, ASSENT 2, ASSET, COBALT, ECSG, GISSI 2, GUSTO I, GUSTO III, In-TIME I, In-TIME II, ISIS 3, LATE, MITI, PACT, RAAMI, RAPID II, TAMI 6, TAPS, TEAHAT, TIMI 4, TIMI 10A, TIMI 10B]
Anistréplase	*non commercialisé* [AIMS, APSIM, EMIP, DUCCS 1, GREAT, ISIS 3, TAPS, TEAM 2, TIMI 4]
Lanotéplase	*non commercialisé* [In-TIME I, In-TIME II]
Rétéplase	Rapilysin® [RAPID II, GUSTO III, GUSTTO V, INJECT, SPEED]
Saruplase	*non commercialisé* [BIRD, COMPASS]
Staphylokinase	*non commercialisé* [CAPTORS, STAR]
Streptokinase	Kabikinase®, Streptase® [EMERAS, GISSI 1, GISSI 2, GUSTO I, INJECT, ISAM, ISIS 2, ISIS 3, TEAM 2]
Ténectéplase	Métalyse® [ASSENT 1, ASSENT 2, ASSENT 3, ASSENT PLUS, ASSENT 3 PLUS, TIMI 10A, TIMI 10B]

Trimétazidine	Trimétazidine GNR®, Vastarel® [EMIP-FR]

Index des acronymes

3
: Laballery

)